Mosaik bei
GOLDMANN

Gerlinde Felix

Die gesunde Leber

Entlasten und revitalisieren
Krankheiten erkennen und behandeln

Vorwort von Prof. Dr. med. Michael P. Manns,
Vorsitzender der Deutschen Leberstiftung

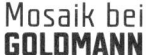

Mosaik bei
GOLDMANN

Alle Ratschläge in diesem Buch wurden von der Autorin und vom Verlag sorgfältig erwogen und geprüft. Eine Garantie kann dennoch nicht übernommen werden. Eine Haftung der Autorin beziehungsweise des Verlags und seiner Beauftragten für Personen-, Sach- und Vermögensschäden ist daher ausgeschlossen.

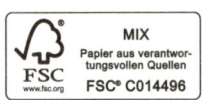

Verlagsgruppe Random House FSC-FSC-0100
Das für dieses Buch verwendete FSC®-zertifizierte Papier *Classic 95* liefert Stora Enso, Finnland.

1. Auflage
Originalausgabe April 2011
© Wilhelm Goldmann Verlag, München,
in der Verlagsgruppe Random House GmbH
Umschlaggestaltung: Uno Werbeagentur, München
Umschlagillustration: FinePic®, München
Redaktion: Annette Baldszuhn
Satz: Uhl + Massopust, Aalen
Druck und Bindung: GGP Media GmbH, Pößneck
CB · Herstellung: IH
Printed in Germany
ISBN 978-3-442-17212-2

www.mosaik-goldmann.de

INHALT

Kapitel 4. Leberzirrhose: Wenn die Leber vernarbt

VORWORT

Leider schätzen viele Menschen den Wert einer gesunden Leber nicht genug. Dabei gilt: Hat die Leber »ein Problem«, leidet der gesamte Organismus. Viel zu wenig ist uns bewusst, welche komplexe »Hochleistungsfabrik« die Leber darstellt. Die größte Drüse des Körpers ist unser zentrales Stoffwechselorgan und zugleich unser wichtigstes Entgiftungsorgan. Die Leber produziert Galle, die für unsere Verdauung unentbehrlich ist, vor allem für fettreiche Speisen.

Welche enorme Bedeutung der Leber für unseren Stoffwechsel zukommt, wird verständlich, wenn man bedenkt, dass der zentrale Körperstoffwechsel für Zucker, Eiweiß und Fette in der Leber stattfindet. Der wichtigste Zucker ist der Traubenzucker, die Glukose. Einzelne Organe, vor allem das Gehirn, sind allein auf Glukose als Energieträger angewiesen. Alle Kohlenhydrate werden letztlich in der Leber in Glukose umgewandelt, und nur dieser Energieträger wird vom Gehirn verwendet.

Mehr als 2000 verschiedene Stoffwechselprozesse finden in der Leber statt. Dabei ist die Leber auch Ausgangspunkt verschiedener Erbkrankheiten, die jedoch in der Regel selten sind. Bei bestimmten genetischen Erkrankungen der Leber ist der genetische Defekt in der Leber angesiedelt, und auch der Krankheitsausbruch äußert sich in einer akuten oder chronischen Leberschädigung, zum Beispiel in einer Leberzirrhose. Andererseits gibt es Erkrankungen, bei denen der genetische Defekt zwar in der Leber zu suchen ist, aber die Krankheitsmanifestation vor allem andere Organe betrifft. Ein Beispiel hierfür ist die angeborene Cholesterinerhöhung, auch familiäre Hypercholesterinämie genannt. Hier liegt der Hauptgendefekt in der Leber, welcher zu einer Cholesterinerhöhung im Blut führt und schließlich zum Herzinfarkt im jungen Alter. Somit könnte man viele Formen des Herzinfarkts auch als genetische Lebererkrankungen betrachten.

Die häufigsten Lebererkrankungen weltweit sind jedoch Infektionen der Leber, die durch Hepatitis-Viren ausgelöst werden. Das sind Viren, die sich die Leber zum Ziel nehmen und sich fast ausschließlich in der Leber vermehren. Alle fünf bekannten Haupt-Hepatitis-Viren A, B, C, D und E wurden zwischen 1965 und 1989 entdeckt. Bei Hepatitis A und E kommt es zu akuten Infektionen (akute Gelbsucht), die praktisch nie chronisch werden und fast immer ausheilen. (Dass es in der Medizin nie 100 oder 0 Prozent gibt bzw. Ausnahmen immer die Regel bestätigen, zeigen jüngste Untersuchungen, nach denen eine Hepatitis-E-Infektion vor allem auch in der westlichen Welt bei Menschen mit defektem Immunsystem chronisch verlaufen kann.) Hepatitis B, C und D können chronisch verlaufen und über Jahre hinweg zu einer sogenannten Narbenleber (Leberzirrhose) führen, aus der sich Leberkrebs (hepatozelluläres Karzinom) entwickeln kann.

Allein in Deutschland leiden etwa eine Million Menschen an chronischen Infektionen durch Virushepatitis B, C oder D. Mit einer Impfung kann man sich gegen Hepatitis A, B und indirekt auch gegen D schützen, nicht aber gegen Hepatitis C. Ein Schutz gegen Hepatitis E ist prinzipiell möglich, noch ist ein solcher Impfstoff jedoch nicht verfügbar. Eine allgemeine Impfung für Kleinkinder und Jugendliche gegen Hepatitis B wird empfohlen. Eine Impfung der gesamten Bevölkerung könnte dieses Virus entscheidend zurückdrängen.

Lange Zeit wurde in der westlichen Welt die Alkoholkrankheit als Hauptursache eines Leberschadens angesehen. Und noch heute leiden Menschen mit einer Lebererkrankung unter einer Stigmatisierung durch die Gesellschaft, die eine kranke Leber mit Alkoholabhängigkeit gleichsetzt. Diese Fehleinschätzung in der Bevölkerung wandelt sich nur langsam. In den letzten Jahren ist die Bedeutung von Fettablagerungen in der Leber, für den Verlauf nahezu aller Lebererkrankungen, vor allem aber bei Hepatitis C, in den Vordergrund getreten. Auch im Zusammenhang mit Diabetes vom Typ 2 spielt die Fettleber vielfach eine Rolle, was dieser früher verharmlosten Erkrankung eine ganz neue Relevanz verleiht. Übergewicht allein kann eine Fettleber verursachen, die wiederum zu einer Fettleberhepatitis und zur Bindegewebsablagerung bis hin zur Leberzirrhose führen kann und in der Folge schließlich zu Leberkrebs.

Mediziner unterscheiden die alkoholbedingte Fettleber von einer nicht-alkoholbedingten Fettleber, die zahlenmäßig derzeit das größere Problem darstellt. Natürlich treten mitunter auch Mischformen auf. Prognostisch ungünstig ist, wenn die Fettablagerungen in der Leber zu einer Entzündung führen oder mit einer solchen einhergehen. Man spricht im Fachjargon dann von einer Fettleberhepatitis (nicht alkoholische Fettleberhepatitis oder im Englischen non-alcoholic steatohepatitis = NASH). Diese wird von der alkoholisch bedingten Fettleberhepatitis (im Englischen alcoholic steatohepatitis = ASH) abgegrenzt. Häufig liegen bei einzelnen Patienten mit Endstadien chronischer Lebererkrankungen wie der Leberzirrhose aber mehrere Ursachen gleichzeitig vor, beispielsweise wenn eine Hepatitis-C-Infektion bei einem alkoholkranken und übergewichtigen Patienten auftritt. Da fast alle Arzneimittel in der Leber verstoffwechselt werden, verwundert es nicht, dass die Leber auch das Organ ist, das am stärksten von toxischen Arzneimittelwirkungen, den sogenannten Nebenwirkungen, betroffen ist.

In der Medizin gehört die Vorstellung von der Leber als einem Organ, das in erster Linie von selbst verschuldeten Krankheiten – vor allen Dingen durch Alkoholmissbrauch – heimgesucht wird, glücklicherweise mittlerweile der Vergangenheit an. Das ist vor allem einer intensiven Forschung und einer inzwischen hochspezialisierten medizinischen Diagnostik zu verdanken, die es dem Arzt erlaubt, zahlreiche Ursachen von akuten und chronischen Lebererkrankungen spezifisch festzustellen, um anschließend eine an der Ursache ansetzende Therapie zum Wohle des Patienten einzuleiten.

Und so ist es neben all den hilfreichen und interessanten Informationen, die Sie auf den folgenden Seiten über die vielfältigen Funktionen der Leber und die Erkennung und Behandlung ihrer Erkrankungen vermittelt bekommen, ein ebenso wichtiges

Anliegen dieses Buches, die Leber aus der »Schmuddelecke« der Medizin zu holen, Vorurteile gegen Menschen mit Lebererkrankungen abzubauen und generell in der Gesellschaft das Interesse für die faszinierende »Chemiefabrik« Leber und die Probleme, die sie bereiten kann, zu steigern. Das schließt auch Erkrankungen der Gallenblase und des Gallengangsystems mit ein, denn die in der Bevölkerung weit verbreiteten Gallensteine gehen beispielsweise ebenfalls auf Erkrankungen der Leber zurück.

Generell gilt in der Medizin: »Vorbeugen ist besser als heilen.« Deshalb will dieses Buch allen Leserinnen und Lesern die Augen öffnen, dass eine Prophylaxe von Lebererkrankungen häufig möglich ist und chronische Erkrankungen in vielen Fällen verhindert werden können. Aus diesem Grund legt »Die gesunde Leber« auch besonderen Wert auf vorbeugende Maßnahmen, damit sich zum Beispiel die typische Zivilisationskrankheit Fettleber erst gar nicht entwickeln kann. Da das mit einer gezielten Änderung des Lebensstils möglich ist – in erster Linie mit einer gesunden Kost und viel Bewegung, um Übergewicht zu verhindern –, darf sich jeder von diesem Buch angesprochen fühlen.

Die dargestellten Informationen wollen außerdem betroffenen Patienten und ihren Angehörigen in ihrer schwierigen Situation Mut machen und Zuversicht geben. Denn eine frühzeitige Diagnostik ermöglicht es heutzutage, zahlreiche Erkrankungen der Leber schon im Frühstadium zu erkennen und deshalb effektiv zu behandeln.

Ich bin froh, dass dieses Buch entstanden ist. Vielleicht kann es auch einen Beitrag dazu leisten, die Deutsche Leberstiftung mit ihrem Kompetenznetz Hepatitis in ihrem Fortbestand zu sichern. Und möglicherweise ist es auch ein Mosaikstein auf dem Weg zu einem deutschen Zentrum für Leberforschung.

Hannover, Juli 2010

Univ.-Professor Dr. med. Michael P. Manns
Vorstandsvorsitzender Deutsche Leberstiftung
Direktor der Klinik für Gastroenterologie,
Hepatologie und Endokrinologie
Medizinische Hochschule Hannover

Kapitel 1.
Die gesunde Leber

Vielleicht haben Sie das erste Mal bei einer Routine-Ultraschalluntersuchung Bekanntschaft mit Ihrer Leber gemacht, möglicherweise wurden aber auch beim »Check-up 35« erhöhte Leberwerte bei Ihnen festgestellt. Auf jeden Fall ist Ihre Neugierde geweckt, und Sie wollen mehr über dieses lebenswichtige Organ wissen. In diesem topaktuellen Buch erfahren Sie, welche vielfältigen Aufgaben das nimmermüde Multitasking-Organ Leber hat, was der Leber guttut und was ihr schadet, wie die Leber sich »rächt«, wenn man »unfreundlich« zu ihr ist, und wie Sie sich vor Erkrankungen der Leber schützen können.

Das Buch informiert Sie außerdem über den aktuellen Therapiestand und wie Sie Ihre Leber Tag für Tag fit halten und bei ihrer Schwerstarbeit unterstützen können. Ist Ihre Leber vital und gesund, ist das für Ihren ganzen Organismus gut. Ist sie dagegen krank, werden auch andere Organe belastet. Wer informiert ist, kann krank machende Teufelskreise oftmals rechtzeitig stoppen. Die Lektüre dieses Buches erspart Ihnen aber nicht den Arztbesuch. Gehen Sie deshalb unbedingt zu Ihrem Hausarzt oder gleich zu einem Leberspezialisten, wenn Sie befürchten, Probleme mit der Leber zu haben. Die Informationen in diesem Buch machen Sie jedoch zu einem umfassend aufgeklärten, mündigen

Gesprächspartner, der in der Lage ist, dem Arzt auch kritische Fragen zu stellen.

Die Leber – eine chemische Hochleistungsfabrik

Am besten stellen Sie sich Ihre Leber als Manager, Monteur, Lagerist und Müllmann in einem vor. Sie ist an fast allen Stoffwechselprozessen im menschlichen Körper beteiligt, und dafür verbraucht sie etwa ein Fünftel des gesamten Körpersauerstoffs. Damit sie alle Aufgaben bewältigen kann, steckt die Leber voller Eiweiße, die wie winzige chemische Maschinen Moleküle auf- und abbauen. Darüber hinaus ist sie *die* Entgiftungsstation des Körpers.

Das sind einige der wichtigsten Aufgaben der Leber:

Eiweiße (Proteine) auf-, ab- und umbauen: Proteine sind für die Produktion von Hormonen und Enzymen sowie für Wachstum und Erneuerung von Körperzellen nötig. Die Leber wandelt Aminosäuren, die Bausteine des mit der Nahrung aufgenommenen Eiweißes, zu körpereigenen Proteinen um. Dies sind vor allem Strukturproteine wie zum Beispiel Hormone, Hämoglobin im Blut etc. Außerdem stellt die Leber rund 90 Prozent der Blutplasmaproteine sowie Gerinnungsfaktoren und Substanzen des Immunsystems her. Eine kranke Leber kann dieser Aufgabe nur noch eingeschränkt nachkommen. Eine mögliche Folge: Die Blutgerinnung ist gestört. Bei allen Prozessen rund um die Eiweiße fällt das »High-risk«-Abfallprodukt Ammoniak an – »hochriskant« deshalb, weil bereits geringe Mengen Ammoniak im Blut giftig wären. Die Leber beseitigt dieses Abfallprodukt (dazu weiter unten mehr).

Fette verdauen: Die Leber produziert täglich im Schnitt etwa 600 Milliliter Gallensaft. Der Gallensaft enthält Gallensäuren für die Verdauung und die Aufnahme von Fetten aus der Nahrung. Der Körper braucht Gallensäuren unter anderem, um die fettlöslichen Vitamine A, D, E und K über den Darm ins Blut aufnehmen zu können.

Energiespeicher auf- und abbauen, den Körper wärmen: Fette sind eine wichtige Energiequelle für den Körper. Die Leber gewinnt aus ihnen Energie und wandelt sie in Speicherfett um. Im Weiteren können hieraus andere Verbindungen, zum Beispiel Transportproteine, Bestandteile der Zellwände, Cholesterin sowie Gallensäuren, gebildet werden. Bei Bedarf baut die Leber Fette (durch Oxidation) wieder ab und setzt so Energie für die Körperfunktionen frei. Somit ist die Leber eine der bedeutendsten Wärmequellen im Körper.

Den Blutzuckerspiegel regulieren: Der Einfachzucker Glukose ist Hauptenergielieferant des Körpers. Die Leber hat – gesteuert vom Hormon Insulin – die Aufgabe, den Glukosespiegel im Blut weitestgehend konstant zu halten. Um diese Funktion zu erfüllen, kann sie überschüssigen Zucker als Glykogen speichern. Da Zuckermangel schnell zu Gehirnschäden führen kann, ist es sehr wichtig, dass der Blutzuckerspiegel hoch genug bleibt. Für Notfälle, in denen dieser Blutzuckerwert zu weit absinken würde, kann Glykogen aus der Leber zur Verfügung gestellt werden.

Vitamine auf- und abbauen sowie zwischenspeichern: Die Leber speichert die fettlöslichen Vitamine A, D, E und K sowie Folsäure und Vitamin B12. Das gespeicherte Vitamin A kann den Bedarf des Körpers im Normalfall etwa zehn Monate lang decken, Vitamin D reicht drei bis vier Monate und Vitamin B12 etwa zwei bis drei Jahre. Auch Mineralstoffe beziehungsweise Spurenelemente wie Eisen, Kupfer, Mangan und Zink werden in der Leber gelagert. Bei Bedarf werden sie durch geeignete Transporteiweiße in den Körper freigesetzt. Dank dieser Vorräte ist die Leber in der Lage, die Konzentration von Vitaminen und Mineralstoffen im Blut jeweils dem Bedarf anzupassen.

Hormone produzieren, aktivieren und abbauen: Die Leber produziert eine Reihe von Hormonen selbst. Daneben ist sie jedoch auch in die Aktivierung von Hormonen eingeschaltet, wie etwa beim Schilddrüsenhormon Thyroxin. Außerdem baut sie Hormone wie Vitamin D (Vitamin D ist tatsächlich ein Hormon!) um und baut sie auch ab (Sexualhormone, Insulin, Wachstumshormon).

Die Leber als Assistent des Immunsystems: Die Hauptrolle spielen in diesem Zusammenhang die Kupffer-Sternzellen (siehe Seite 24) als erste Abwehrbastion der Leber.

Eisen wird gespeichert: Beim Abbau der roten Blutkörperchen setzt die Leber Eisen frei und speichert es teilweise auch. Eisen ist für den Sauerstofftransport im Blut unverzichtbar. Ohne Eisen würden wir trotz Atmung ersticken. Der Sauerstoff bindet sich an Eisen und lässt sich von ihm über die Blutbahn auch an die entferntesten Stellen im Körper transportieren.

Blutbildung beim Fetus: In der Schwangerschaft ist die Leber an der Blutbildung des ungeborenen Kindes bis zum siebten Schwangerschaftsmonat beteiligt.

Zentrale Rolle als Entgiftungsorgan: Die Leber baut Fremdstoffe und schädliche Substanzen wie Alkohol sowie durch den Stoffwechsel entstandene Abfallprodukte ab und wandelt sie in unschädliche Verbindungen um, was auch für die Nieren sehr wichtig ist. Eine der wichtigsten Entgiftungsfunktionen der Leber ist die bereits erwähnte Ammoniakentgiftung. Diese stark giftige und vor allem fürs Gehirn schädliche Substanz fällt beim Abbau der Eiweißbausteine (Aminosäuren) im Darm und in der Leber an. Unter Mithilfe der Aminosäuren Arginin, Ornithin und Citrullin wird Ammoniak in ungiftigen Harnstoff umgewandelt. Dieses »harmlose« Endprodukt kann dann über die Nieren beziehungsweise den Urin ausgeschieden werden.

Medikamente werden über die Leber verstoffwechselt: Die Leber hat ein eigenes Enzymsystem (CYP450), mit dessen Hilfe sie die meisten Arzneimittel abbaut, wenn sie ihre Aufgabe im Körper erfüllt haben.

Sieht man, an wie vielen Prozessen die Leber beteiligt ist, wird schnell klar, dass es Auswirkungen auf den gesamten Körper hat, wenn sie krank wird. Es ist im wahrsten Sinne des Wortes lebenswichtig, dass sie ihrer Arbeit optimal nachkommen kann. Dafür ist sie auf spezielle Weise ausgerüstet.

Bestens organisiert und optimal strukturiert

Wenn Sie beim Ultraschall schon einmal einen genauen Blick auf Ihre Leber werfen konnten, wissen Sie, dass das in natura rotbraune Organ, das gut geschützt unterhalb des rechten Rippenbogens im Oberbauch liegt, in einen größeren rechten und einen kleineren linken Leberlappen aufgeteilt ist. Ein Band aus Bindegewebe trennt die Hälften voneinander. Umgeben ist die Leber von einer derben Bindegewebskapsel, die fast gänzlich von Bauchfell überzogen ist. Da sich in der Leber selbst keine Nerven befinden, treten Schmerzen infolge von Leberbeschwerden nur dann auf, wenn die Leber vergrößert ist und auf ihre Umgebung drückt.

Von außen gesehen mag die 1,5 Kilogramm schwere Leber recht unscheinbar wirken. Doch der Schein trügt! Der besondere, ausgeklügelt strukturierte Feinbau dieses lebenswichtigen Organs zeigt sich unter dem Mikroskop: Jeder Leberlappen besteht aus circa 50 000 bis 100 000 millimeterkleinen Leberläppchen, und jedes dieser sechseckig geformten Leberläppchen bildet eine kleine Funktionseinheit. Doch damit nicht genug. Jedes

Leberläppchen ist seinerseits aus circa drei Millionen ringförmig angeordneten Leberzellen (Hepatozyten) aufgebaut.

Sauerstoff und Nährstoffe rein, Gallenflüssigkeit raus

Etwa ein Viertel des im Körper befindlichen Blutes durchströmt pro Minute das viel beschäftigte Stoffwechselorgan. Die Leberläppchen und damit auch die Leberzellen werden also ausgiebig mit Blut versorgt – daher die braunrote Farbe der Leber. Der Blutzustrom erfolgt über die Leberarterie und die Pfortader, die an einer nischenartigen Vertiefung an der Leberunterseite (Leberpforte) in das Organ »eintauchen«.

Die Pfortader ist eine Vene, die das Blut aus Darm, Magen, Milz und Gallenblase in die Leber transportiert. Über sie gelangen alle Substanzen, die nach der Verdauung der Nahrung in den Blutkreislauf übergehen – vor allem die Abbauprodukte der Kohlenhydrate und die Bausteine der Eiweiße, die Aminosäuren – in die Leber. Allerdings geraten auf diesem Weg auch Gift- und Schadstoffe dorthin.

Die Leberarterie kommt von der Bauchschlagader. Sie liefert sauerstoffreiches Blut zur Versorgung der Leberzellen. In der Leber verzweigen sich dann beide Blutgefäßsysteme in ein feines Netz aus Blutkapillaren, damit auch die letzte Leberzelle noch mit Sauerstoff und Nährstoffen versorgt werden kann. In den einzelnen Leberzellen werden die Nährstoffe dann weiterverarbeitet. Der Blutabfluss erfolgt über drei Lebervenen in die untere Hohlvene, die Vena cava inferior.

Die Leberzellen produzieren für die Fettverdauung Gallen-flüssigkeit, die abtransportiert werden muss. Das passiert über ein feines Netz aus Gallenkapillaren, die im Gallengang zusam-menlaufen. Der Gallengang verlässt die Leber dort, wo die Blut-gefäße in die Leber einmünden, nämlich an der Leberpforte, und führt zu einer Verzweigung. Entweder gelangt die Gallenflüssig-keit von hier zur Gallenblase, dem Speicherorgan für die Gallen-flüssigkeit, oder direkt über einen gallenflüssigkeitsabführenden Gang in den Zwölffingerdarm, der Teil des Dünndarms ist.

Fleißarbeiter und Spezialisten in der Leber

Die Leber beherbergt eine Reihe von Zellspezialisten: die Endo-thelzellen, hepatische Sternzellen, Kupffer-Sternzellen und Lym-phozyten. Die Kupffer-Sternzellen (auch Kupffer'sche Sternzellen genannt) – sie sind wie Sterne geformt – spielen für Leberentzün-dungen eine besonders wichtige Rolle. Es handelt sich um Fress-zellen (Makrophagen) der Leber, die sich aus weißen Blutkörper-chen (Monozyten) gebildet haben. Sie machen etwa fünf Prozent der gesamten Leberzellmasse aus. Die Kupffer-Sternzellen lauern als »Polizisten« in den Blutkapillaren auf Keime im Pfortader-blut und tragen so ganz wesentlich dazu bei, das Blut zu reinigen.

Aber damit nicht genug. Im Dickdarm leben Bakterien, die für die Verdauung sehr wichtig sind. Sie können unter bestimm-ten Bedingungen jedoch auch durch die dünne Darmwand ins Blut vordringen. Dort sind sie höchst unerwünscht. Hier treten nun die Kupffer-Sternzellen auf den Plan, um diese Bakterien aus dem Blut herauszufischen. Und das machen sie sehr erfolgreich: Sie fangen 99 Prozent der Bakterien ein und beseitigen sie.

Manchmal werden diese Fresszellen von anderen Immunzellen, den Lymphozyten, begleitet, die ebenfalls Keime bekämpfen. Die Bündelung aller Abwehrkräfte ist wichtig, denn schließlich ist die Leber die erste Abwehrbastion gegen Mikroorganismen, aber auch gegen schädliche Substanzen sowie »hausgemachte« Gefahren wie Steroidhormone und zu große Cholesterinmengen. Auch beschädigte rote Blutkörperchen gehören zur üblichen Sternzell-Beute.

Allerdings haben die Kupffer-Sternzellen eine fatale Seite: Treten Entzündungen in ihnen auf, zum Beispiel ausgelöst durch Bakterienbestandteile, setzt dies eine Lawine in Gang, die dazu führt, dass vermehrt Bindegewebe gebildet wird, das abgestorbene Leberzellen ersetzt. Ein Prozess, der nach Jahren in einer Leberzirrhose mit katastrophalen gesundheitlichen Folgen enden kann (siehe Kapitel »Leberzirrhose: Wenn die Leber vernarbt«, Seite 91).

Leber unter Beschuss

Wie heißt es so treffend: Die Leber wächst mit ihren Aufgaben. Doch Leberwachstum ist keinesfalls positiv zu sehen! Bei entsprechender Belastung durch äußere Einflüsse wie Alkohol, Medikamente und Umweltfaktoren nimmt die Leber Schaden und vergrößert sich. Die häufigsten Beschwerden bei einer schwachen oder kranken Leber sind Blähungen, Völlegefühl, Verstopfung oder Durchfall und Müdigkeit. Auch Fett- und Alkoholunverträglichkeit können sich einstellen. Manchmal tritt ein Druckgefühl unter dem rechten Rippenbogen auf, wenn ein Gallenstau oder eine Gallenblasenentzündung besteht.

Welche Auswirkungen Leberfunktionsstörungen haben können, wird deutlich, wenn Sie sich die vielfältigen Aufgaben Ihrer Leber in Erinnerung rufen. So kann zum Beispiel auch der Hormonabbau gestört sein, was sich in einer leichten Libidoverminderung oder Potenzstörung äußern kann.

Wie Alkohol die Leber stresst

Wie man inzwischen weiß, wirkt Alkohol auf mehreren Wegen zerstörerisch auf die Leber ein. Alkohol hemmt den Fettabbau bei gleichzeitiger hoher Energiezufuhr und schädigt das Leberfunktionsgewebe, das heißt die Leberzellen, direkt. Wird Alkohol in der Leber von Enzymen abgebaut, entstehen Abbauprodukte, zu denen auch Sauerstoffradikale gehören. Sie greifen die Zellen an und erzeugen sogenannten oxidativen Stress. Der Zelle schadet dies enorm. Das Selbstmordprogramm der geschädigten Leberzellen wird angestoßen, die Zellen sterben ab. Dadurch werden Botenstoffe freigesetzt, die die vermehrte Bindegewebsbildung antreiben. Die durch das Absterben der Leberzellen entstandene Wunde wird durch Bindegewebe ersetzt und »vernarbt«. Wird der Alkoholkonsum nicht eingestellt, setzt sich dieser Prozess über längere Zeit bis zur Leberzirrhose fort, und das Bindegewebe erstreckt sich über die gesamte Leber. Zugleich bewirkt der Alkohol, dass

Wer es genauer wissen will

Was passiert, wenn man (regelmäßig) zu tief ins Glas schaut?
Bei fortwährendem übermäßigen Alkoholkonsum und bei
mehr als ein Promille im Blut reicht das eigentlich für den Alkoholabbau in der Leber zuständige Enzym Alkoholdehydrogenase nicht mehr aus. Ein weiteres alkoholabbauendes System
namens MEOS (Mikrosomales ethanoloxidierendes System)
wird aktiviert. Der Haken daran: MEOS verbraucht für den
Alkoholabbau vermehrt Sauerstoff aus den Leberzellen. Die
Folge: Den Leberzellen geht der Sauerstoff aus, den sie aber
benötigen, wenn sie ihren vielfältigen Stoffwechselaufgaben
nachkommen sollen. Mit der Zeit werden dann Nahrungsfette nicht mehr abgebaut und sammeln sich in den Leberzellen an. Der Fettanteil in den Leberzellen steigt, sie vergrößern
sich. Nach und nach entsteht eine sogenannte Fettleber (siehe
Seite 33). Die gute Nachricht: Sie kann sich bei völligem Alkoholverzicht, gesunder Ernährung, verstärkter körperlicher Aktivität sowie Gewichtsverlust wieder zurückbilden.

vermehrt Bestandteile bakterieller Zellwände ins Blut und damit
zur Leber gelangen. Docken sie an spezielle Bindestellen auf der
Oberfläche der Kupffer-Sternzellen (siehe Seite 24) an, bilden sich
eine Vielzahl von Entzündungsstoffen, die unkontrolliert und un-
gehemmt die sogenannten hepatischen Sternzellen in der Leber
zur vermehrten Bildung von Kollagen (ein strukturgebendes Protein des Bindegewebes) antreiben.

Seit Kurzem ist ein weiterer negativer Aspekt von Alkohol bekannt, der sich ebenfalls auf die Leber auswirkt. Stuttgarter Mediziner haben festgestellt, dass Alkohol die körpereigene, angeborene Abwehr im Darm schädigt. Das hat zur Folge, dass Bakterien, wenn sie in die Darmschleimhaut eindringen, der Abwehr entwischen können und teilweise ins Blut gelangen. Über die Blutbahn geraten sie dann in die Leber, wo zwar die Kupffer-Sternzellen (siehe Seite 24) auf der Lauer liegen, um sie unschädlich zu machen. Doch wenn der bakterielle Ansturm zu groß ist, werden Entzündungsprozesse in Gang gesetzt.

Das sollten Sie wissen!

Wie viel Alkohol ist zu viel?

Die Leber besitzt eine erstaunliche Regenerationsfähigkeit, sodass mäßiger Alkoholgenuss im Normalfall keinen Leberschaden verursacht. Doch was ist »mäßig«? Bei Männern gelten zwei Flaschen Bier oder einen viertel Liter Wein am Tag (das entspricht 30 g reinem Alkohol) als »erlaubte Dosis«. Männer vertragen aufgrund ihrer größeren Leber und größeren Muskelmasse im Vergleich zur Fettmasse in der Regel mehr Alkohol als Frauen. Außerdem bildet der weibliche Körper weniger Enzyme zum Alkoholabbau. Deswegen müssen sich Frauen beim Alkoholkonsum noch stärker mäßigen. Umgekehrt gilt: Wer täglich einen Liter Bier oder einen halben Liter Wein konsumiert, der setzt seiner Leber mit Sicherheit stark zu.

Das sollten Sie wissen!

Renovieren mit Rücksicht auf die Leber

Um Ihre eigene Gesundheit und die Ihrer Mitbewohner zu schonen, sollten Sie bei Renovierungsarbeiten einige Vorsichtsmaßnahmen beachten. Wenn Sie beispielsweise Ihre Zimmertüren frisch lackieren lassen und der Maler lösungsmittelhaltige Farbe benutzt, muss Wohnung oder Haus für geraume Zeit gründlich gelüftet werden. Grundsätzlich ist es ratsam, bei der Verwendung lösungsmittelhaltiger Lacke in den Sommermonaten und bei geöffneten Fenstern zu streichen.

Auch neue Möbel dünsten Schadstoffe aus und sollten daher am besten erst einige Zeit in unbewohnten, gut gelüfteten Räumen »abstehen«. Denken Sie beim Renovieren immer daran: Fürs Auge ist der »Tapetenwechsel« eine wahre Freude, für die Leber aber Stress pur!

Achtung, Umweltgifte!

Nicht nur ein Übermaß an Alkohol stellt eine Belastung für die Leber dar. Unser Organismus ist tagtäglich mehr oder weniger stark mit Schadstoffen konfrontiert, zum Beispiel über die Ernährung oder die Atemluft. Zu den Umweltschadstoffen, die die Leber gehörig stressen, zählen Pestizide und Schwermetalle wie Blei, Cadmium und Quecksilber sowie organische Lösungsmittel, wie sie etwa in Farben, Spezialreinigern oder Fleckenent-fernungsmitteln vorkommen.

Zu den gefährlichen Lösungsmitteln gehören Toluol und Xy-lol. Diese beiden Industriegifte kommen bei der Herstellung von Kunst- und Klebstoffen zum Einsatz. Wer diesen Mitteln langfris-tig ausgesetzt ist, hat ein erhöhtes Risiko für einen Leberschaden. Auch Tetrachlorkohlenstoff steht auf der Negativliste. Diese che-mische Verbindung, die zur Reinigung von Öltanks verwendet wird, ist auch als Fettlöser im Haushalt gebräuchlich. Toluol, Xylol und Tetrachlorkohlenstoff werden in der Leber verstoffwechselt. Dabei entstehen Produkte (u. a. auch freie reaktionsfreudige Sau-erstoffradikale), die die Leber, aber auch die Niere, stark belasten.

Vorsicht, Schimmel!

Auch Schimmelpilze, etwa an Brot, Marmelade oder Nüssen, werden der Leber gefährlich. Schon die unsichtbaren Pilzfä-den bilden Pilzgifte. Keine Frage – mit Nahrungsmitteln soll man verantwortungsvoll umgehen. Doch Lebensmittel, auf de-nen sich Schimmel findet, gehören in den Mülleimer! Das gilt auch für Brot. Es reicht nicht, wenn Sie nur die Stelle mit dem sichtbaren Schimmel entfernen, sondern Sie müssen das ganze Brot wegwerfen. Das Risiko, dass sich an anderen Brotstellen schon bislang noch unsichtbarer Schimmel angesiedelt hat, ist zu groß.

Nüsse, deren Haltbarkeitsdatum bereits überschritten ist, soll-ten Sie nicht mehr essen und auch nicht weiterverarbeiten. Von

Pistazien ist bekannt, dass sie häufig ein »Schimmelpilzproblem« haben. Knabbern Sie sie deshalb nur in kleinen Mengen.

Medikamente: bitte maßvoll!

Ohne Medikamente geht es nicht immer, aber sie sollten der Leber zuliebe sehr bewusst und möglichst sparsam geschluckt werden. Medikamente werden nämlich über ein bestimmtes Enzymsystem in der Leber abgebaut. Zu diesem Enzymsystem gehört das Enzym SCYP2D6, das rund ein Viertel aller Medikamente verstoffwechselt: Dazu zählen Antidepressiva, Psychopharmaka, Medikamente gegen Herzrhythmusstörungen, Schmerzmittel, Medikamente gegen Erbrechen und Betablocker. Für andere Medikamente sind weitere Enzyme der Leber zuständig.

Die individuelle Beschaffenheit des Enzymsystems ist genetisch festgelegt und bestimmt, ob die Enzyme Medikamente schneller oder langsamer als normal im Körper abbauen. Bei zu langsamem Medikamentenabbau liegt der Wirkstoff des Medikaments zu hoch dosiert vor, mit der Folge, dass viel stärkere Nebenwirkungen als im Normalfall auftreten. Wird ein Arzneimittel dagegen von der Leber zu schnell abgebaut, sind die Wirkstoffe zu niedrig dosiert. Das Medikament hat dann nicht die gewünschte beziehungsweise eine verringerte Wirkung (bei gleichzeitig geringeren Nebenwirkungen).

Aber auch die Leber selbst wird durch die entstehenden Abbauprodukte belastet. Verschiedene Medikamente beziehungsweise Wirkstoffe in Medikamenten können direkt an der Leber zu Vergiftungserscheinungen führen, insbesondere, wenn sie über längere Zeit oder in zu hohen Dosen eingenommen werden. Es kann dann eine Leberentzündung (Hepatitis) entstehen. Besonders kritisch ist in diesem Zusammenhang Paracetamol, ein frei verkäufliches und häufig gebrauchtes Schmerzmittel und fiebersenkendes Präparat. Insgesamt können mehr als tausend Medikamente Schäden an der Leber auslösen.

Nicht nur Medikamente, sondern auch manche Nahrungsergänzungsmittel können die Leber schädigen, mitunter wegen beigemischter Präparate. Experten warnen insbesondere vor Nahrungsergänzungsmitteln, die über das Internet bezogen werden, denn sie können verunreinigt sein oder andere Substanzen enthalten als angegeben. Im Verdacht, die Leber zu schädigen, stehen zum Beispiel verunreinigte Curcuminextrakte, die als an sich nebenwirkungsfreie, weil pflanzliche Schmerzmittel beworben werden. In einem Fall wurde in den Präparaten jedoch der Arzneistoff Nimesulid nachgewiesen, und dieser Arzneistoff ist nicht nebenwirkungsfrei. Auch das als Schlankmacher vermarktete Nahrungsergänzungsmittel Hydroxycut, das die Fettverbrennung steigern soll, hat bereits schwere Leberschädigungen verursacht.

Kapitel 2.
Die Fettleber

Wie Sie im ersten Kapitel gelesen haben, können vielerlei Einflüsse das lebenswichtige Stoffwechselorgan Leber schwächen und mit der Zeit krank machen. Die häufigste Erkrankung ist die sogenannte Fettleber, bei der die Leber durch Fetteinlagerungen in den Leberzellen nach und nach verfettet. In Deutschland haben schätzungsweise 20 bis 40 Prozent der erwachsenen Bevölkerung – mitunter werden sogar noch höhere Zahlen genannt – mehr oder weniger große Fetteinlagerungen in der Leber. Viele Betroffene ahnen nichts davon. Dabei handelt es sich bei der Fettleber keineswegs um eine Bagatellerkrankung, sondern sie kann gravierende Auswirkungen auf den gesamten Organismus haben, wenn der Einzelne nicht rechtzeitig etwas dagegen unternimmt. Aus der Fettleber kann sich nämlich eine Fettleberentzündung (nichtalkoholische Steatohepatitis, NASH) entwickeln, was bei 15 bis 20 Prozent der Betroffenen der Fall ist. Die Krankheitsspirale dreht sich für einige sogar noch weiter. Langfristig droht ihnen eine lebensgefährliche Leberzirrhose (siehe Seite 91). Darüber hinaus ist die Zahl der Diabetiker mit einer Fettleber relativ groß, denn zwischen diesen beiden Erkrankungen besteht ein Zusammenhang.

Wenn die Leber verfettet

Von Leberverfettung oder Fettleber (die wissenschaftliche Bezeichnung lautet Steatose) spricht man, wenn mehr als 50 Prozent der Leberzellen (Hepatozyten) mittel- bis großtropfige Fettansammlungen enthalten und entsprechend vergrößert sind oder wenn fünf bis zehn Prozent des Lebergewichts auf Fetteinlagerungen zurückzuführen sind; normal sind 0,8 bis 1,5 Prozent des Lebergewichts. Warnzeichen einer Fetteinlagerung in das Organ ist die etwas vergrößerte Leber, was im Ultraschall erkennbar ist – allerdings erst, wenn bereits 30 Prozent der Leberzellen verfettet sind.

Um mittels Blutuntersuchung eine Fettleber zu diagnostizieren, werden die Leberwerte GGT, GPT und GOT untersucht. Ein erhöhter Gamma-Glutamyl-Transpeptidase-Wert (GGT) kann, sofern andere Lebererkrankungen ausgeschlossen sind, ein deutlicher Hinweis auf Fetteinlagerungen in die Leberzellen sein. Allerdings findet sich in circa 50 Prozent der Fettleber-Fälle keine Erhöhung der Leberwerte! »Etwa die Hälfte der übergewichtigen Betroffenen hat normale Leberwerte, und selbst bei bereits bestehenden Entzündungen können die Leberwerte normal sein«, warnt der Hepatologe Prof. Claus Hellerbrand von der Universitätsklinik Regensburg. Hinzu kommt, dass keine auffälligen Krankheitssymptome zu beobachten sind, da die Leber trotz Fetteinlagerung voll funktionsfähig ist. Abgeschlagenheit, Müdigkeit und ein leichtes Druckgefühl im rechten Oberbauch sind eher unspezifische Symptome. Deshalb wird eine Fettleber oft erst zufällig bei einer Routine-Ultraschalluntersuchung entdeckt.

Aber was sind die Ursachen dafür, dass die Leberzellen verfetten? Wie bei vielen anderen Krankheiten gibt es vermutlich auch bei der Fettleber eine genetische Disposition, das heißt eine Anfälligkeit für diese Stoffwechselerkrankung. Zwar ist dies noch nicht abschließend untersucht, aber es gibt deutliche Hinweise darauf. Eine große Rolle spielen bei der Entstehung einer Fettleber Alkohol (siehe Seite 26) und zu kalorienreiche Nahrung sowie Bewegungsmangel. Die ursächlichen Prozesse sind jedenfalls äußerst komplex, zumal auch andere Organe beteiligt sind.

Falsche Ernährung – folgenreicher als Alkohol

Dass Alkohol die Leber ziemlich stresst und welche schädlichen Prozesse bei fortwährendem hohen Alkoholkonsum in der Leber ablaufen, wurde bereits auf Seite 26 aufgezeigt. Nicht weniger als Alkohol setzt der wesentlichen Entgiftungsstation unseres Körpers zu üppiges, zu süßes und zu fettes Essen zu, wobei »Alkohol, Übergewicht und falsche Ernährung mitunter miteinander vergesellschaftet sind«, so der Gastroenterologe Prof. Dr. Claus Niederau von den Katholischen Kliniken Oberhausen und Vorstandsvorsitzender der Deutschen Leberhilfe. Es ist für die Leber kein Problem, wenn man einmal im Monat über die Stränge schlägt und sich ansonsten gesund und nicht zu üppig ernährt sowie für ausreichend körperliche Bewegung sorgt. Doch die Realität sieht vielfach anders aus: Regelmäßig eine mit ordentlich Butter bestrichene Brezel oder ein dick mit Wurst belegtes Brötchen zum Frühstück, mittags eine Currywurst mit fetttriefenden Pommes frites, zwischendurch vom Bäcker einen Krapfen oder eine Nussschnecke mit süßem Zuckerguss, dazu noch ein Softdrink … Obendrein sitzt man die meiste Zeit des Tages und bewegt sich viel zu wenig. Es ist der Überfluss an und in der Nahrung, der der Leber zu schaffen macht. Auch deshalb, weil es in unseren Lebensmitteln viele versteckte Fette und zu viel Zucker gibt.

Was macht der Organismus mit diesem Überangebot? Enthält die Nahrung im Übermaß Zucker, Fett und Eiweiß, dann hat die Leber ziemlich zu schuften. Dies umso mehr, wenn noch belastende Faktoren wie die Einnahme von Medikamenten (z. B. Schmerz- und Rheumamittel oder Cortison) hinzukommen. Softdrinks in großen Mengen fördern die Leberzellverfettung zusätzlich. Sie führen wegen ihres hohen Gehaltes an Fruchtzucker (Fruktose) zu einer starken Bildung von Fettsäuren aus Kohlenhydraten. Dieses durch Fruktose induzierte Fett lagert sich mit Vorliebe in der Leber ab. Außerdem soll die Fruktose indirekt die Entzündung von Leberzellen auslösen.

Ein weiterer Faktor sind sogenannte Ceramide, die sich ebenfalls bevorzugt in der Leber anreichern. Ceramide entstehen aus gesättigten Fettsäuren. Eine Ernährung, die reich an gesättigten Fettsäuren ist, führt damit eher zu einer Leberverfettung als eine kalorienreiche Kost anderer Zusammensetzung.

So widersprüchlich es auch klingen mag: Eine Fettleber kann auch die Folge eines Mangels sein. »Sie kann infolge einer Essstörung wie Magersucht oder Bulimie entstehen, vor allem dann, wenn bei einem Krankenhausaufenthalt eine künstliche Ernährung über Infusionen erfolgt. Ernährung über eine Magensonde ist diesbezüglich besser und hat nicht diese Folge«, erklärt Prof. Niederau.

Risikofaktor Typ-2-Diabetes

Sehr häufig geht eine Fettleber aber auch Hand in Hand mit einer Diabetes-Erkrankung, bei der der Insulin-Stoffwechsel gestört ist. Um zu verstehen, wie diese Erkrankungen zusammenhängen, ist ein Abstecher zum Typ-2-Diabetes nötig.

Insulin verteilt die Glukose

Bei jeder Mahlzeit, die Kohlenhydrate enthält, werden diese mittels Enzymen im Verdauungstrakt vor allem zu kleineren Einfachzuckern wie Glukose abgebaut. Glukose ist einer der wichtigsten Energieträger im Körper, zum Beispiel für das Gehirn und die Muskeln. Insbesondere das Gehirn ist auf die Blutglukose angewiesen, da es selbst keine Energiereserven oder -depots besitzt. Der Zucker wird durch die Darmwand in das Blut aufgenommen. Er stimuliert die Freisetzung des Hormons Insulin aus der Bauchspeicheldrüse. Das Insulin fördert seinerseits die Aufnahme von Glukose aus dem Blut in die Zellen von Gehirn, Muskeln, Fettgewebe, Leber und anderen Organen. Dadurch sinkt der Glukosespiegel im Blut wieder.

Die Insulinabgabe erfolgt nicht gleichmäßig, sondern lässt sich in zwei Phasen einteilen: Bereits zehn Minuten nach der

Das sollten Sie wissen!

Diabetes-Risiko-Test erleichtert die Vorbeugung

Mindestens fünf Millionen Menschen in Deutschland leiden an Diabetes vom Typ 2. Die Dunkelziffer könnte noch einmal so hoch sein, da die Zuckerkrankheit oftmals erst nach Jahren erkannt wird. Wenn Sie wissen möchten, wie groß Ihr persönliches Risiko ist, innerhalb der kommenden fünf Jahre an Typ-2-Diabetes zu erkranken, können Sie im Internet unter http://drs.dife.de einen Diabetes-Risiko-Test abrufen. Das Besondere an diesem Online-Test ist, dass für eine erste Risikoermittlung keine Laboruntersuchungen nötig sind, sondern dass Ihre individuelle Wahrscheinlichkeit, an Typ-2-Diabetes zu erkranken, anhand von mehreren Parametern ermittelt wird. Dazu gehören Alter, körperliche Aktivität, Taillenumfang sowie Ernährungsgewohnheiten, Alkoholkonsum und Rauchen. Außerdem zeigt der Test auf, wie und um wie viel Sie Ihr Risiko durch eine Änderung Ihres Lebensstils verringern können. Entwickelt wurde der Deutsche Diabetes-Risiko-Score (DRS) von Forschern des Deutschen Instituts für Ernährungsforschung (DIfE) in Potsdam.

Glukoseaufnahme schüttet die Bauchspeicheldrüse viel Insulin aus. Der Insulinspiegel steigt rapide an. Das Hormon ist emsig bemüht, den Zucker möglichst rasch auf die verschiedenen Verbrauchsorgane zu verteilen. So vermeidet der Körper Blutzuckerspitzen nach einem »üppigen« Mahl. In den nachfolgenden zwei

Stunden, das heißt in Phase 2, steigt der Insulinspiegel dann wesentlich langsamer an. So wird der Blutzuckerspiegel optimal reguliert. Fruchtzucker lässt den Blutzuckerspiegel nicht so stark ansteigen, wie Glukose das tut. Entsprechend geringer fällt die Insulinausschüttung aus.

Insulinresistenz: Wenn Zellen streiken

Übergewicht, mangelnde Bewegung und weitere Faktoren wie notorischer bzw. regelmäßiger Schlafmangel stören die Wirkung des Insulins: Es hat auf insulinempfindliche Organe wie Skelettmuskulatur, Fettgewebe, Leber und Gehirn nur noch eine verminderte Wirkung. Die Körperzellen ignorieren dann das Insulinsignal, die Weiterleitung des Signals innerhalb der Zellen ist gestört. Im medizinischen Fachjargon spricht man von einer Insulinresistenz. Sie signalisiert eine allgemeine Stoffwechselstörung, die einem Typ-2-Diabetes zumeist um einige Jahre vorausgeht.

Typ-2-Diabetes entwickelt sich langsam und mitunter für den Betroffenen zumindest anfangs unmerklich. Beschwerden können ganz fehlen, manchmal tritt Müdigkeit auf, die grundsätzlich vielerlei Ursachen haben kann, die Haut juckt, oder Wunden verheilen schlecht.

Anfangs gelingt es dem Körper, durch vermehrte Insulinproduktion den Blutzuckerspiegel weitgehend im Normbereich zu halten. Der Nüchternblutzuckerwert ist in dieser Phase noch völlig »normal« oder nur leicht erhöht (siehe auch Infokasten Seite 41).

Das sollten Sie wissen!

Oraler Glukosetoleranztest

Normalerweise erhöht sich beim gesunden Menschen der Blutzuckerspiegel etwa zwei Stunden nach einer Mahlzeit bis auf Werte unterhalb von 140 mg/dl (Kapillarblut) beziehungsweise 120 mg/dl (bei venösem Vollblut), weil Zuckermoleküle aus dem Darm in die Blutbahn gelangen. Wenn dieser Wert regelmäßig mehr als 140 mg/dl beträgt, ist der Körper nicht mehr in der Lage, den Zucker schnell genug aus dem Blut zu entfernen. Bei in venösem Vollblut gemessenen Werten über 180 mg/dl spricht man beim Glukosetoleranztest dann von Typ-2-Diabetes.

Doch schreitet dieser Mechanismus häufig über die Jahre weiter fort. Die Blutzuckerwerte steigen. Damit beginnt die Phase der gestörten Glukosetoleranz. In dieser Phase sind die Zellen gegenüber Insulin bereits derart resistent, dass der Organismus Glukose-Spitzenwerte nach dem Essen nicht mehr auffangen kann. Die Insulinproduktion ist gesteigert, reicht aber nicht mehr, um die erhöhten Blutzuckerwerte ausreichend zu senken, obwohl die Insulinspiegel höher sind als beim Gesunden. Die gestörte Glukosetoleranz lässt sich beim Hausarzt mit einem einfachen Glukosetoleranztest (siehe Infokasten oben) nachweisen. Dieser Test ermittelt die Blutzuckerspitzen nach dem Essen und stellt fest, wie gut der Körper Zucker aus dem Blutkreislauf entfernen kann.

In der letzten Phase – meist nach vielen Jahren – produziert die Bauchspeicheldrüse dann gar kein oder nur noch wenig Insulin. Dann muss der Betroffene Insulin spritzen.

Das sollten Sie wissen!

Warum hochnormale Blutzuckerwerte ein Alarmzeichen sind
Nicht erst Nüchternblutzuckerwerte über 110 mg/dl sind Anlass zur Besorgnis. So kann es sein, dass der Nüchternblutzucker durchaus noch im Normbereich liegt, die Bauchspeicheldrüse aber trotzdem bereits wegen verminderter Empfindlichkeit der Körperzellen für Insulin vermehrt Insulin produzieren muss. Aus diesem Grund kann bereits ein hochnormaler Nüchternblutzuckerwert zwischen 100 und 110 mg/dl ein Hinweis darauf sein, dass der Blutzuckerspiegel nach dem Essen zu stark ansteigt. Experten sprechen sich deshalb dafür aus, dass ein Glukosebelastungstest vorsichtshalber auch dann erfolgen sollte, wenn der im nüchternen Zustand und im venösen Vollblut gemessene Blutzuckerwert zwischen 100 und 109 mg/dl liegt, oder sogar bei Werten unter 100 mg/dl, wenn weitere Risikofaktoren wie Übergewicht, Bluthochdruck oder eine familiäre Diabetes-Belastung bestehen. Bei Schwangeren sollte ein Test bei einem Nüchternblutzucker von 90 mg/dl durchgeführt werden, da bei ihnen die Normgrenzwerte um 10 mg/dl niedriger liegen.

Fettleber und Typ-2-Diabetes – was ist die Henne und was das Ei?

Insulinresistenz ist Teil des sogenannten metabolischen Syndroms, zu dem neben Bluthochdruck mit seinen bekannten Risiken für Herz und Kreislauf das bauchbetonte Übergewicht sowie Störungen in der Zusammensetzung der Blutfette gehören. Die Ausbildung einer nicht-alkoholischen Fettleberhepatitis (NASH) hängt eng mit dieser »Viererbande« zusammen. Es bedeutet jedoch nicht, dass jeder Typ-2-Diabetes mit einer Fettleber vergesellschaftet ist. Und nicht jeder Mensch mit Fettleber erkrankt auch an Typ-2-Diabetes.

Wie Skelettmuskulatur, Gehirn und Fettgewebe ist auch die Leber ein insulinempfindliches Organ. Insulin sorgt dafür, dass Glukose in Form von Glykogen in der Leber gespeichert wird. Bei Bedarf setzt die Leber es als Glukose wieder ins Blut frei. Auf diese Weise ist auch dieses lebensnotwendige Stoffwechselorgan an der Blutzuckerregulation beteiligt. Bis vor Kurzem hat man angenommen, dass die Fettleber oft infolge einer Typ-2-Diabetes-Erkrankung entsteht. Neuere Studien liefern nun Hinweise, dass die Prozesse wahrscheinlich umgekehrt ablaufen. Demnach könnte die Fettleber bereits in einem frühen Stadium auch eine Ursache für die verminderte Insulinwirkung und damit für die Insulinresistenz und den Typ-2-Diabetes sowie für Übergewicht sein.

So ist inzwischen bekannt, dass eine Insulinresistenz der Leber schon vorliegt, wenn nur wenig Fett in der Leber vorhanden ist und am Muskel noch keine veränderte Glukoseaufnahme be-

Wer es genauer wissen will

Fetuin-A in der Leber: Marker eines erhöhten Risikos für Herz-Kreislauf-Erkrankungen

Die Tübinger Mediziner haben bei ihren Untersuchungen festgestellt, dass das Protein Fetuin-A bei vorliegender Fettleber unabhängig vom vorhandenen Bauchfett in hohen Konzentrationen im Blut zirkuliert. Beim Erwachsenen wird Fetuin-A zu 95 Prozent in der Leber gebildet. Nun hat aber eben dieses Fetuin-A die Eigenschaft, die Insulinwirkung zu hemmen. Es dockt an Insulinrezeptoren in Muskulatur und Fettzellen an und trägt so zu einer Insulinresistenz bei. Außerdem erhöht es den Spiegel an Tumornekrosefaktor-alpha (TNF-alpha), der auch auf die Blutgefäße eine entzündungsfördernde Wirkung hat.

Gleichzeitig hemmt Fetuin-A das ausschließlich in den Fettzellen gebildete, »gute« Adiponektin. Diese Substanz reagiert empfindlich auf Insulin, wirkt schützend und kann Entzündungen hemmen. Adiponektin erhöht normalerweise die Insulinempfindlichkeit der Körperzellen, das heißt, es vermindert das Risiko einer Diabetes-Typ-2-Erkrankung, und unterdrückt die Bildung arteriosklerotischer Gefäßveränderungen. Sowohl die Hemmung von Adiponektin als auch der erhöhte TNF-alpha-Spiegel fördern die Insulinresistenz.

Personen mit hohen Fetuin-A-Werten weisen ersten Studien zufolge ein etwa drei- bis vierfach erhöhtes Schlaganfall- und Herzinfarktrisiko auf. »Der beobachtete Zusammenhang zwischen erhöhten Fetuin-A-Spiegeln im Blut und einem erhöhten Risiko für Herz-Kreislauf-Erkrankungen ist außergewöhnlich stark«, wie die Epidemiologin Dr. Cornelia Weikert vom Deutschen Institut für Ernährungsforschung (DIfe) in Potsdam erklärt. »Fetuin-A könnte künftig als Risikomarker für Herzgefäß-Erkrankungen und als geeignetes Medikamententarget dienen.«

ziehungsweise Insulinempfindlichkeit beobachtbar ist. Je mehr Leberfett vorhanden ist, desto ausgeprägter ist die Insulinresistenz. Infolgedessen erhöht sich der Blutzuckerwert. »Durch die im Blut über längere Zeit vorhandenen großen Glukosemengen werden die insulinproduzierenden Betazellen der Bauchspeicheldrüse geschädigt. Deshalb geht deren Fähigkeit, Insulin freizusetzen, zurück. Weiterhin bildet sich eine Insulinresistenz am Muskel und am Fettgewebe, und die Blutgefäße werden geschädigt«, fasst Dr. Norbert Stefan vom Universitätsklinikum Tübingen die Folgen zusammen. Spätestens jetzt ist es fünf vor zwölf.

Die Wissenschaftler des Tübinger Universitätsklinikums sehen im Fettanteil der Leber übergewichtiger Menschen einen brauchbaren Indikator für deren Diabetes-Risiko. Die Fettleber heizt das metabolische Syndrom an, nimmt also sehr aktiv an dem ganzen Geschehen teil. Was mit einer Fettleber beginnt, kann mit Typ-2-Diabetes, Schlaganfall, Herzinfarkt und/oder Leberzirrhose enden – auch schon in jungen Jahren.

Das tückische Bauchfett

Im Mittelpunkt des metabolischen Syndroms, das manchmal auch das »tödliche Quartett« genannt wird, steht nach neuesten Erkenntnissen das bauchbetonte Übergewicht. Das Fettgewebe im Bauchraum stellt ein eigenes Organ dar, das eine Vielzahl an verschiedenen Stoffen, zum Beispiel Entzündungsstoffe und Hormone, produziert. Steigt bei bauchbetontem Übergewicht die Zahl der Fettzellen stark an und blähen sich diese bedingt durch zu reichliche Kalorienzufuhr oder auch infolge von chronischem Stress auf, dann produzieren sie manche Stoffe im Überschuss, die unter anderem eine bereits mehr oder weniger ausgeprägt vorhandene Insulinresistenz verstärken. Auch das Fettgewebe selbst reagiert »im aufgeblähten Zustand« weniger auf die Insulinsignale. Das hat zur Folge, dass vermehrt freie Fettsäuren aus dem Fettgewebe freigesetzt und über die Pfortader zur Leber transportiert werden. »Gelangen vermehrt Fettsäuren in die Leber, schwächen sie die Wirkung des Insulins dort ab. Folglich wird die Glukoseneubildung nicht mehr gehemmt, sodass der Blutzuckerspiegel unweigerlich ansteigt. Doch damit nicht genug, die Fettsäuren werden zum Teil in den Leberzellen eingelagert und setzen weitere unerwünschte Prozesse in Gang«, erklärt Dr. Jörg Bojunga vom Universitätsklinikum Frankfurt/Main. Nebst Zellschädigungen und aktivierten entzündlichen Prozessen in den Leberzellen wird die Bindegewebsbildung in der Leber angeregt. Wobei die geschilderten Zusammenhänge lediglich einen Ausschnitt aus einem äußerst komplexen Geschehen darstellen, bei dem längst nicht alle Prozesse bekannt sind.

Wer es genauer wissen will

Warum es Delikatessröllchen in sich haben

Normal große Fettzellen (Adipozyten) des Fettgewebes enthalten nicht nur Fett, sondern sind auch ein Depot für mehr als 50 verschiedene Hormone wie Leptin, Adiponektin, Boten- und Entzündungsstoffe wie Interleukin-6 und Tumornekrosefaktor-alpha sowie andere Substanzen. Diese Adipokine werden alle im Fettgewebe produziert und erfüllen normalerweise wichtige Aufgaben. Viele von ihnen spielen bei Entzündungen oder bei der Kommunikation zwischen Körperzellen eine Rolle.

Die in den Fettzellen vorhandenen Botenstoffe scheinen insbesondere der Kommunikation mit anderen Organen zu dienen. So beeinflussen die Fettzellen die Funktion des Gehirns, der Leber, der Muskulatur, der Bauchspeicheldrüse und des Immunsystems sowie die Gesundheit der Blutgefäße.

So weit die Situation bei Normalgewicht. Steigt die Zahl der Fettzellen stark an und blähen sich die Fettzellen aufgrund zu reichlicher Kalorienzufuhr oder infolge großer Stresshormonmengen (siehe Seite 45) auf, dann gerät das empfindliche Gleichgewicht in Schieflage. Aufgeblähte Fettzellen im Bauchraum produzieren nämlich bestimmte Adipokine im Überschuss. Diese setzen Interleukin-6 und andere Signalstoffe frei, die Fresszellen des Immunsystems anlocken und somit die Entzündungsneigung im Fettgewebe erhöhen. Die Wirksamkeit des körpereigenen Insulins im Fettgewebe und an den Körperzellen wird herabgesetzt. Das hat für den Organismus Folgen:

▸ Die normale Kommunikation zwischen Fettgewebe und dem restlichen Organismus ist gestört.

▸ Die in großen Mengen gebildeten Entzündungsstoffe halten auch das Immunsystem in einem Daueralarmzustand.

▸ Es bilden sich entzündliche Veränderungen, zum Beispiel in den Gefäßen, mit der möglichen Spätfolge Arteriosklerose.

▸ Die Wirksamkeit des noch von der Bauchspeicheldrüse produzierten Insulins verschlechtert sich merklich, die Insulinresistenz steigt.

Noch reine Leberverfettung oder bereits Hepatitis?

Wenn sich die »verfetteten« Leberzellen gegen die Fetteinlagerungen wehren, können sie sich entzünden. Dann entsteht eine nicht-alkoholische Fettleberhepatitis (Hepatitis = Leberentzündung) beziehungsweise nach der genauen medizinischen Bezeichnung nicht-alkoholische Steatohepatitis, abgekürzt NASH.

Der Darm spielt eine wichtige Rolle

Bei allen entzündlichen Prozessen in der Leber bis hin zur Fettleber-Hepatitis scheint der Darm eine große Rolle zu spielen. Wird die Leber »geärgert«, setzt sie Substanzen frei, die die Durchlässigkeit der Darmwand vergrößern. Das ist nicht nur bei Fetteinlagerungen in der Leber der Fall, sondern auch bei anderen Lebererkrankungen wie Hepatitis C sowie bei Leberschädigungen durch Alkohol. Das Gleiche gilt bei Fettleibigkeit, im medizinischen Fachjargon als Adipositas bezeichnet.

Es stellt sich ein Ungleichgewicht in der Bakterienbesiedelung des Darms ein, bestimmte ungünstige Bakterien vermehren sich stark. Infolgedessen treten Entzündungsreaktionen im Darm auf, die Darmwand wird durchlässiger. Genetisches Material der Darmbakterien oder bakterielle Gifte wie die Lipopolysaccharide (LPS) gelangen dann in erhöhtem Maße durch die Darmwand ins Blut. Von dort gelangen sie mit dem Blutstrom zur Leber, wo bereits die Kupffer-Sternzellen als »Polizisten« in den Blutkapillaren lauern (siehe Seite 24).

Aufgabe dieser Fresszellen ist es, die Bakterienbestandteile aus dem Blut herauszufischen und zu vertilgen. Ist der bakterielle Ansturm zu groß, weil zu viele ungünstige Bakterien vorhanden sind und gleichzeitig die Darmwand durchlässiger ist, können, ausgelöst durch Bakterienbestandteile, Entzündungen in den Kupffer-Sternzellen und im Weiteren auch in den Leberzellen auftreten. Das wiederum »heizt« die Fettleber an. Anhaltende Entzündungen der Leberzellen führen dazu, dass diese absterben und als Reaktion hierauf von anderen Zellen innerhalb der Leber

Bindegewebe produziert wird, das die Leberzellen ersetzt. Der Vorgang erstreckt sich zumeist über Jahre und resultiert in einer Leberzirrhose (siehe Seite 91).

Wenn die Diagnose nicht-alkoholische Fettleber lautet

Erste Symptome einer nicht-alkoholischen Fettleber sind grippeähnliche Beschwerden oder Schmerzen unter dem rechten unteren Rippenbogen. Später kann eine Gelbfärbung der Haut und des Augenweißes auftreten. Da aufgrund der Leberentzündung auch die Gallebildung beeinträchtigt ist, entfärbt sich der Stuhl, und der Urin wird dunkel. Wird vermehrt Bindegewebe in die Leber eingelagert, wie bei 10 bis 30 Prozent der Fettleber-Patienten der Fall, kann das Organ seine vielfältigen und lebenswichtigen Aufgaben immer weniger wahrnehmen. Es dauert allerdings Jahre, bis dieser gefährliche Zustand erreicht ist.

Eine Fettleber kann aber auch kurzfristig zum Problem werden. Es kann nämlich zu akutem Leberversagen kommen, wenn gängige Medikamente wie Paracetamol, aber auch Marcumar, überdosiert eingenommen werden. Übergewichtige mit einer Fettleber sind überdurchschnittlich oft unter den Betroffenen. Durch den erhöhten Fettanteil in der Leber ist das Organ nicht in der Lage, eine Überdosierung von Medikamenten wie Paracetamol oder dem blutgerinnungshemmenden Phenprocoumon (das zum Beispiel in Marcumar enthalten ist) abzubauen. Infolgedessen sterben Leberzellen ab, die Leber fällt zusammen.

Der Ausfall der Leber und damit der Blutentgiftung und anderer Funktionen hat lebensgefährliche Folgen: Kreislaufversagen, Blutgerinnungsstörungen, Spontanblutungen, Schock, Koma, Nierenversagen und eine Schädigung des Gehirns. Der Krankheitsverlauf ist dramatisch und endet, wenn nicht transplantiert werden kann, in 80 Prozent der Fälle mit dem Tod.

Die Leber wieder fit machen

So weit die schwerwiegenden Folgen, die aus einer Leberverfettung resultieren können. Doch so weit muss und soll es erst gar nicht kommen. Denn die gute Nachricht lautet: Sie können den beschriebenen Teufelskreis durchbrechen, wenn Sie nicht lange zögern und rasch mit Gegenmaßnahmen beginnen. Lifestyle-Änderungen entfetten die Leber! Erfreulicherweise ist es häufig sogar möglich, eine Fettleber wieder rückgängig zu machen. Selbst wenn bereits eine Fettleber-Hepatitis vorliegt, lässt sich durch eine konsequente Gewichtsabnahme mitunter eine Besserung erzielen.

Derzeit gibt es zwar keine etablierte medikamentöse Therapie zur Rückbildung einer Fettleber, es ist aber möglich, »sogenannte Glitazone, die die Insulinempfindlichkeit der Körperzellen erhöhen können, einzusetzen. Doch können sie ungünstige Nebenwirkungen verursachen, zum Beispiel Osteoporose, Leberschäden und Gewichtszunahme«, warnt Dr. Bojunga. Hier beißt sich die Katze buchstäblich in den Schwanz.

Da es also keine »Pille« gegen die Fettleber gibt, müssen die auslösenden Ursachen durch eine gezielte Änderung des Lebensstils beseitigt werden. Im Einzelfall bedeutet das: Kein oder nur wenig Alkohol – um die Leber nicht zusätzlich zu belasten. Kalorien sparen – um Übergewicht durch eine fettreduzierte und kalorienärmere, aber vollwertige und vitaminreiche Ernährung abzubauen. Regelmäßige körperliche Bewegung – um erst gar keine überflüssigen Pfunde anzusetzen. Das Gewicht sollte aber nicht mehr als 0,5 bis 1 Kilogramm pro Woche absinken. Eine zu rasche Gewichtsabnahme kann eine Fettleber nämlich sogar noch verschlimmern. Auf Radikaldiäten und Heilfasten sollte deshalb verzichtet werden.

Wenn Sport und fettarme Ernährung allein nicht ausreichen sollten, muss eine richtige Diät mit stark verminderter Glukose- und Fruktosezufuhr sowie mehr Ballaststoffen und Proteinen durchgeführt werden. Besteht eine Diabetes-Erkrankung, müssen die Blutzuckerwerte gut eingestellt werden.

Vielleicht hören sich die genannten Maßnahmen für Sie auf den ersten Blick nach Verzicht und Anstrengung an. In Wirklichkeit gewinnen Sie jedoch auf der ganzen Linie, wenn Sie sich von einigen lieb gewonnenen, aber gesundheitsschädlichen Gewohnheiten verabschieden. Denn jene Lifestyle-Änderungen, die eine Fettleber »entfetten«, sind auch für den restlichen Organismus ein echter Jungbrunnen und beugen vielerlei Krankheiten wie Krebs und Herz-Kreislauf-Erkrankungen vor. Sie werden bald merken: Nach einer ersten Eingewöhnungsphase fühlen Sie sich gesünder und fitter. Und ein weiterer positiver Nebeneffekt: Man sieht Ihnen das auch an.

Das sollten Sie wissen!

Responder und Non-Responder

Bei manchen Menschen lassen sich mit den genannten »gemäßigten« Maßnahmen alleine kaum positive Effekte auf die Fettleber erzielen. Für diese sogenannten Non-Responder reichen eine Umstellung der Ernährung, Gewichtsabnahme und ein Plus an körperlicher Aktivität nicht aus. Etwa ein Drittel der Menschen mit einer Fettleber sind wahrscheinlich solche Non-Responder. Während Responder das Fett in der Leber durch eine Änderung ihres Lebensstils relativ schnell abbauen können, benötigen Non-Responder eine radikalere Ernährungsumstellung mit stark verminderter Glukose- und Fruktosezufuhr sowie mit mehr Ballaststoffen und Proteinen als die Responder. Bei den Non-Respondern handelt es sich um untrainierte Menschen mit vergleichsweise schlechter körperlicher Fitness. Der Tübinger Fettleber-Experte Dr. Norbert Stefan sagt dazu: »Die schlechte Fitness ist ein Maß einer eingeschränkten mitochondrialen Funktion. Die Mitochondrien der Zellen sind die Öfen, in denen das Fett verbrannt wird. Non-Responder haben Öfen, die nur noch mit verminderter Kraft arbeiten.«

Wie zusammenfassend erkennbar wird, darf eine Fettleber keinesfalls auf die leichte Schulter genommen werden, sondern es handelt sich um eine ernst zu nehmende Erkrankung der Leber, die Auswirkungen auf den gesamten Organismus hat. Da sie häufig durch einen ungesunden Lebensstil verursacht wird, kann sie meist auch durch eine Veränderung der Gewohnheiten rückgängig gemacht werden. Doch was geschieht, wenn die Leber von außen angegriffen wird? Darum geht es im folgenden Kapitel.

Wer es genauer wissen will

Hämochromatose und Morbus Wilson – zwei seltene Leberkrankheiten

Die Eisenspeicherkrankheit Hämochromatose – ist eine genetisch bedingte, seltene Krankheit, die nur mit einer Häufigkeit von 0,25 bis 0,5 Prozent auftritt. Bei den vor allem männlichen Betroffenen kommt es zu einer erhöhten Eisenaufnahme im oberen Dünndarm. Der Körper kann dieses überschüssige Eisen nicht wieder ausscheiden. Deswegen wird es in Organe wie Leber, Bauchspeicheldrüse, Herz, Hirnanhangsdrüse und in den Gelenken eingelagert. Unbehandelt führt die Erkrankung zur Zerstörung von Organen und verläuft tödlich.

Auch Morbus Wilson, eine ebenfalls genetisch bedingte Erkrankung des Kupferstoffwechsels, führt unbehandelt zum Tod. Die Häufigkeit von Morbus Wilson liegt bei etwa 1:30000. Bei den Betroffenen scheidet die Gallenblase zu wenig Kupfer über den Darm aus. Deshalb sammelt sich Kupfer in der Leber und anderen Organen wie Gehirn, Knochen, Niere und Herz an.

Trotz ihres potenziell tödlichen Verlaufs lassen sich beide Krankheiten jedoch durch ärztliche Behandlung in den Griff bekommen.

Kapitel 3.
Virusangriff auf ein lebenswichtiges Organ

Sind Sie seit einiger Zeit ständig müde und würden am liebsten den ganzen Tag schlafen? Fühlen Sie sich abgeschlagen, hat Ihre Leistungsfähigkeit abgenommen? Haben Sie Oberbauch- und Verdauungsbeschwerden oder einen farblich veränderten Stuhl? Stellen Sie eine Gelbfärbung des Augenweißes oder Ihrer Haut fest? Dann könnten Sie sich mit einem Hepatitis-Virus infiziert haben und unter einer Leberentzündung leiden. Wie gefährlich die unterschiedlichen Hepatitis-Viren sind, die eine Entzündung der Leber verursachen, wie die Infektionen im Einzelnen behandelt werden und wie Sie sich vor den Viren schützen können, erfahren Sie auf den nächsten Seiten.

Was Sie über die fünf wichtigsten Hepatitis-Infektionen wissen sollten

Unser Körper wird im Laufe des Lebens mit vielerlei Bakterien und Viren konfrontiert, mitunter auch mit Hepatitis-Viren. Diese bilden eine schillernde Virusfamilie, deren einzelne Vertreter sich in Aufbau, Vorkommen, Verhalten und Übertragungswegen voneinander unterscheiden. Die wichtigsten Hepatitis-Viren sind das A-, B-, C-, D- und E-Virus. Und wie in jeder Familie gibt es auch hier »schwarze Schafe«, denn das B-, C- und D-Virus können – müssen aber nicht – gefährliche Leberkiller sein. Das A- und E-Virus sind im Vergleich zu ihnen relativ harmlos.

Gemeinsam ist allen fünf Hepatitis-Virustypen das Angriffsziel: die Leberzellen. Um sich zu vermehren, »versklaven« die Viren die Leberzellen für ihre Zwecke. Das Immunsystem schaut dem Treiben nicht lange tatenlos zu, sondern stürzt sich auf die befallenen Zellen. Unser Körper kann die verborgenen Viren allerdings nur bekämpfen, indem er infizierte Leberzellen zerstört. Eine Leberentzündung – im medizinischen Fachjargon als Hepatitis bezeichnet – entsteht. Da Viren die Ursache für die Entzündung sind, spricht man von einer Virushepatitis.

Hepatitis-Viren dingfest machen

Die Diagnose einer Infektion mit einem der Virustypen erfolgt im ersten Schritt durch die Bestimmung der Leberwerte im Blut. Häufig wird eine Virusinfektion rein zufällig entdeckt, wenn bei einer routinemäßigen Blutuntersuchung bestimmte Leberwerte auffällig sind. Dazu gehören GGT (die Gamma-Glutamyl-Transpeptidase), GOT (Serum-Glutamat-Oxalazetat-Transaminase) und GPT (Serum-Glutamat-Pyruvat-Transaminase). Weitere Erläuterungen zu den einzelnen Leberwerten finden Sie im Anhang auf Seite 165 ff.

Eine aktuelle oder durchgemachte Infektion mit Hepatitis B wird durch den Nachweis von Virusbestandteilen und der Bildung von Antikörpern geführt. Ein Bluttest kann klären, ob das sogenannte HBs-Antigen (Hepatitis-B-surface-Antigen), ein Bestandteil der Oberfläche des B-Virus, vorhanden ist. Es ist ein wichtiger Parameter für die Diagnose einer Hepatitis-B-Infektion mit Ansteckungsrisiko.

Wer es genauer wissen will

Was sind Transaminasen?

Transaminasen sind Enzyme, die am Zellstoffwechsel beteiligt sind und den Abbau und Umbau von Eiweißbausteinen beeinflussen. Sie sind besonders reichlich in den Leberzellen enthalten. Ist die Zellmembran undicht, dann gelangen sie ins Gewebe und damit ins Blut. Die Glutamat-Pyruvat-Transaminase (GPT) ist weitestgehend leberspezifisch, die Glutamat-Oxalazetat-Transaminase (GOT) kommt auch im Herzmuskel und in der Skelettmuskulatur vor. Sind vor allem GPT und GOT erhöht, deutet dies auf eine Hepatitis hin. Bei einer akuten Virushepatitis sind GOT und GPT um das 30-Fache und mehr erhöht. Grundsätzlich sprechen erhöhte Transaminasenwerte für das Vorliegen einer Lebererkrankung. Allerdings schließen Transaminasenwerte unterhalb des oberen Grenzwertes für Normalwerte eine Lebererkrankung nicht aus! Wenn die Blutwerte oder – bei fortgeschrittener Lebererkrankung – die Ultraschalluntersuchung der Leber darauf hindeuten, dass eine Virusinfektion vorliegt, wird mit einem speziellen Verfahren nach Virusmaterial im Blut gesucht und die Identität des Virus bestimmt.

Besteht ein Verdacht auf Virushepatitis, wird sich der Arzt sehr wahrscheinlich als nächsten Schritt die Leber mittels Ultraschall ansehen. Die gesunde Leber misst je nach Körpergröße 12 bis 15 Zentimeter. Während eine akute Virushepatitis nur für das sehr geübte Auge erkennbar ist, wird bei einer chronischen Hepatitis die feine, samtartige Struktur der Leber mit der Zeit immer gröber. Aus einem Feinstrick-Pullover wird quasi ein Grobstrick-Pullover mit großen Maschen. Die Lebergröße nimmt anfänglich bis auf über 20 Zentimeter zu, dann schrumpft sie durch den Umbau des Lebergewebes im Laufe der nachfolgenden Jahre, bis die Leber schließlich nur noch acht bis zehn Zentimeter groß ist. Das Lebergewebe erscheint bei der Ultraschalluntersuchung dann sehr hell und besteht aus vielen einzelnen Knötchen. Nur durch regelmäßige Ultraschalluntersuchungen ist es daher möglich, derartige Veränderungen frühzeitig zu erkennen.

Hepatitis A

Jeder, der schon einmal eine Fernreise geplant hat, weiß, dass eine Impfung gegen Hepatitis A ganz oben auf der Liste der Impfempfehlungen steht. »Insbesondere die Türkei, Tunesien, Marokko, Süditalien sowie Ägypten und die Länder in Süd- und Mittelamerika und Asien sind Hepatitis-A-Risikogebiete«, warnt der Tropen- und Infektionsmediziner Prof. Hans-Dieter Nothdurft vom Tropeninstitut der Ludwig-Maximilians-Universität München. So hatten sich vor wenigen Jahren 170 Ägypten-Urlauber, die alle im gleichen ägyptischen Hotel untergebracht waren, vermutlich über die Nahrung mit dem Virus infiziert.

Das Hepatitis-A-Virus wird mit dem Stuhl des Menschen ausgeschieden und entweder über ungewaschene Hände oder verunreinigtes Trinkwasser und Nahrung, zum Beispiel rohe Muscheln und Schalentiere, weitergegeben. Italienische Forscher

Das sollten Sie wissen!

Mögliche Symptome einer Hepatitis-A-Infektion
Die Hepatitis-A-Infektion bricht erst etwa 15 bis 50 Tage nach dem Viruskontakt aus, also zu einem Zeitpunkt, an dem viele Reisende bereits wieder zu Hause sind. Die Virusinfektion äußert sich vornehmlich durch eher unspezifische Beschwerden wie Magen-Darm-Probleme, Müdigkeit, Appetitlosigkeit, Ekel vor fetten Speisen und Übelkeit. Weiterhin kann es zu Durchfall und Fieber kommen. Nur etwa die Hälfte der Infizierten entwickeln die charakteristische Gelbsucht: Haut und Augenweiß nehmen eine gelbe Farbe an, der Stuhl wird lehmfarben, und der Urin färbt sich dunkel. Außerdem vergrößert sich zumeist die Leber. Dadurch, dass das Organ dann auf seine Umgebung drückt, entsteht ein Druckschmerz im Oberbauch. Viele Betroffene ohne typische Erkennungszeichen wie Gelbsucht ahnen nichts von ihrer Hepatitis-A-Infektion – ein Gesundheitsrisiko für sie selbst als auch für andere. Denn wer mit Hepatitis A infiziert ist, kann unwissentlich Infektionsquelle für andere Menschen sein.

haben vor ein paar Jahren aufgezeigt, dass fast 40 Prozent aller Miesmuschelbestände aus dem süditalienischen Mittelmeer Verunreinigungen mit Hepatitis-A-Viren aufweisen. In anderen Regionen des Mittelmeers ist jede fünfte Muschel mit Hepatitis A verseucht. Besonders hoch ist das Ansteckungsrisiko, wenn die Miesmuscheln roh verzehrt werden, wobei man sich aber auch nicht darauf verlassen sollte, dass Muscheln in jedem Restaurant gründlich abgekocht werden. Deshalb Vorsicht vor diesen Genüssen! Doch nicht nur der Verzehr bestimmter Lebensmittel, sondern auch das Schwimmen in verschmutzten Gewässern kann riskant sein.

Die kranke Leber entlasten und schonen

Gehen Sie beim leisesten Verdacht, dass Sie sich mit Hepatitis A angesteckt haben könnten, sofort zum Arzt. Er kann die Infektion entweder schon anhand der Gelbfärbung von Haut oder Augen oder mittels Blut- und Stuhlanalysen feststellen. Da es keine spezielle medikamentöse Therapie für Hepatitis A gibt, können nur die Symptome behandelt und die Leber geschont werden. Das bedeutet, dass Sie auf alles, was Ihre Leber belastet, verzichten müssen: Nehmen Sie verordnete Medikamente nur nach Rücksprache mit dem behandelnden Arzt ein und schränken Sie generell die Einnahme von Arzneimitteln (auch von rezeptfrei erhältlichen) so weit wie möglich ein. Trinken Sie keinen Tropfen Alkohol und naschen Sie auch keine Schnapspralinen! Vorübergehend sollten Sie körperliche Ruhe einhalten.

Essen Sie zumindest anfangs fettarm – viele Betroffene haben aber sowieso einen Ekel vor fetten Speisen. Ein Klinikaufenthalt ist in der Regel nur bei einem starken Anstieg der leberspezifischen Blutwerte nötig.

Für ältere Menschen kann eine Hepatitis-A-Infektion gefährlich sein

Für den Krankheitsverlauf der Hepatitis A gilt im Allgemeinen: »Je jünger die Betroffenen sind, desto milder verläuft die Infektion. Normalerweise heilt die Erkrankung aus und bleibt ohne Dauerschäden«, so Prof. Nothdurft. Auf die leichte Schulter nehmen darf man die Infektion jedoch nicht. Das gilt insbesondere für Personen mittleren und fortgeschrittenen Alters, bei denen es aufgrund des schwerwiegenderen Verlaufs zu länger anhaltenden Erkrankungen (bis zu einigen Monaten) kommen kann. Etwa drei Prozent der Patienten über 50 Jahre sterben an den Folgen einer Hepatitis-A-Infektion.

Was Sie vorbeugend gegen Hepatitis A tun können

Wenn Sie eine Hepatitis-A-Infektion überstanden haben und denken, Sie seien ab jetzt auf der sicheren Seite, dann irren Sie sich leider. Eine einmal durchgemachte Infektion führt nur in etwa fünf Prozent der Fälle zu lebenslanger Immunität. Daher empfiehlt sich zumindest für Reisende in die oben genannten

Das sollten Sie wissen!

Vorbeugender Schutz in Hepatitis-A-Risikoländern

Wenn Sie die folgenden Tipps beherzigen, können Sie das Risiko, sich in der Fremde eine Hepatitis-A-Infektion zuzuziehen, um einiges vermindern:

▶ Waschen Sie sich so oft wie möglich gründlich die Hände.

▶ Verwenden Sie zum Trinken und Zähneputzen nur abgekochtes Wasser. Beachten Sie dabei, dass das Virus erst nach einem fünfminütigen Kochvorgang abgetötet ist. Löschen Sie Ihren Durst besser mit Mineralwasser oder anderen in Flaschen abgefüllten Getränken. Nehmen Sie keine Eiswürfel.

▶ Für Nahrungsmittel gilt die Devise: »Peel it, boil it, cook it or forget it!« (»Schälen, abkochen, stark erhitzen oder nicht essen!«) Rohe und ungeschälte Nahrungsmittel sollten Sie also grundsätzlich vermeiden. Schälbares Obst, wie Orangen, Bananen, Mangos und Ananas, oder Kokosnüsse können dagegen unbedenklich verzehrt werden. Fleisch sollte stets gut durchgebraten sein. Auch von rohem Fisch, rohen Meerestieren und von Mayonnaise und sonstigen mit rohen Eiern zubereiteten Speisen sollten sie die Finger lassen!

▶ Besondere Vorsicht ist bei Muscheln geboten: Auch (unzureichend) gegart können sie das Hepatitis-A-Virus übertragen (siehe auch Seite 60). Das Bundesinstitut für Risikobewertung (BFR) in Berlin rät, Muscheln in jedem Fall circa fünf Minuten lang über 85 °C zu erhitzen.

»Risikoländer« ein **aktiver Impfschutz**. Er besteht normalerweise aus zwei Teilen: Nach der ersten Impfung erfolgt sechs Monate später eine zweite Impfung. Reisende, die kurzfristig eine Immunisierung benötigen, können sich auch noch kurz vor der Abreise impfen lassen. Der Impfschutz baut sich innerhalb von circa zehn Tagen auf. Die zweite Impfung erfolgt dann nach der Reise. Eine Hepatitis-A-Impfung wird meist in Kombination mit einer Impfung gegen Hepatitis B verabreicht, was die Wirkung der beiden Impfstoffe offenbar verstärkt. Der Impfschutz hält etwa zehn Jahre an. Danach ist eine Auffrischung nötig.

Hepatitis E

Die Existenz eines Hepatitis-E-Virus hatte man lange vermutet. Erst 1991 wurde es dann auch entdeckt. Hepatitis E kommt insbesondere in Südostasien, China, Afrika sowie Mittel- und Südamerika vor. Die Übertragung des Hepatitis-E-Virus (HEV) erfolgt durch verunreinigtes Trinkwasser oder durch viruskontaminierte Nahrungsmittel.

Dennoch ist Hepatitis E nicht nur ein unschönes Mitbringsel einer Reise in diese fernen Regionen. So haben in den letzten Jahren die Fälle von Hepatitis E in Deutschland zugenommen, und zwar vor allem nach dem Genuss von Wild, insbesondere Wildschwein, aber auch nach dem Verzehr von Innereien und Fisch, wenn diese nicht gut durchgegart waren. In einigen Regionen Südfrankreichs, in Italien und Spanien haben bis zu 17 Prozent der Bevölkerung Antikörper gegen Hepatitis E.

In Deutschland sind es immerhin etwa ein bis drei Prozent. Bislang ist noch unklar, ob das Hepatitis-E-Virus auch durch Bluttransfusionen übertragen werden kann.

Das sollten Sie wissen!

Mögliche Symptome einer Hepatitis-E-Infektion
Zwischen Viruskontakt und Ausbruch von Hepatitis E vergehen in der Regel 20 bis 50 Tage. Im Normalfall ist diese Infektionskrankheit keine »kritische« Lebererkrankung, sondern eher eine Art »Leberschnupfen«. Das Krankheitsbild ähnelt im Allgemeinen jenem von Hepatitis A. Mögliche Symptome sind auch hier Übelkeit, Müdigkeit, Appetitlosigkeit und Fieber. Wenn es zu einer Gelbsucht kommt, ist der Urin dunkel, der Stuhl lehmfarben, Haut und Augenweiß färben sich gelb.

Wenn die Diagnose Hepatitis-E-Infektion lautet

Der behandelnde Arzt stellt Hepatitis E anhand der Symptome sowie durch gezielte Blut- und Stuhluntersuchungen fest. Spezielle Medikamente gegen Hepatitis E gibt es nicht. Ihr Arzt kann Ihnen Schmerzmittel verschreiben, außerdem sollten Sie sich Bettruhe gönnen.

Für Schwangere und abwehrgeschwächte Menschen kann eine Hepatitis-E-Infektion allerdings lebensgefährlich werden. Es können akutes Leberversagen, akute Entzündungen der Bauchspeicheldrüse, Herzmuskelentzündung und Lungenentzündung auftreten. Dann ist ein Krankenhausaufenthalt nötig, um sofort die geeigneten Gegenmaßnamen einzuleiten.

Wie Sie sich vor Hepatitis E schützen können

Eine Impfung gegen Hepatitis E gibt es momentan noch nicht, immerhin wird derzeit ein Impfstoff klinisch erprobt.

In Ländern, in denen Hepatitis E häufig vorkommt, gelten im Prinzip die gleichen Vorsichtsmaßnahmen wie bei Hepatitis A (siehe Seite 61 f.). Grundsätzlich sollten Sie kein Wasser aus der Leitung trinken und nur Nahrungsmittel essen, die gekocht, gebraten oder geschält wurden. Aus verschlossenen Flaschen oder abgepackte Getränke können Sie unbedenklich trinken, aber nehmen Sie keine Eiswürfel! Ein erhöhtes Risiko für eine Infektion stellen fäkaliengedüngtes Gemüse (z. B. Salate) und Meeresfrüchte (z. B. Muscheln, Schalentiere und Austern) dar. Dies gilt auch in gehobenen Hotels und Gaststätten!

Hepatitis B

Im Vergleich zum Hepatitis-A- oder Hepatitis-E-Virus ist das B-Virus ein ganz anderes Kaliber – zumindest hat es das Potenzial hierzu. Eine Infektion mit dem Hepatitis-B-Virus gehört zu den weltweit häufigsten Infektionserkrankungen. Allein in Deutschland leiden etwa 500 000 Menschen an chronischer Hepatitis B.

Doch nur jeder Achte bis Zehnte weiß um seine Infektion – eine mögliche Gefahr für die Betroffenen selbst, aber auch für deren Familien und alle Menschen, mit denen sie näher in Kontakt kommen.

Hochansteckend – auf vielerlei Wegen

Das Hepatitis-B-Virus (HBV) ist sehr ansteckend. So ist das Risiko einer Ansteckung mit HBV etwa 50-mal größer als bei HIV (Human Immunodeficiency Virus), das AIDS verursacht. Wie HIV wird das HB-Virus ausschließlich von Mensch zu Mensch übertragen, in der Hauptsache durch Blut beziehungsweise Körperflüssigkeiten wie Speichel, Wundsekret, Sperma und Vaginalsekret, die winzige Blutspuren enthalten. Schon die Aufnahme von einem Millionstel Milliliter infizierten Blutes, beispielsweise über eine kleine Wunde in der Haut, reicht aus, um eine Hepatitis-B-Infektion auszulösen. Ein Tropfen Blut eines mit Hepatitis B Infizierten in einer mit Wasser gefüllten Badewanne würde also genügen, um einen Menschen, dem man einen Tropfen dieses Wassers in die Haut ritzt, anzustecken.

Nur etwa drei bis fünf Prozent aller an Hepatitis B erkrankten Personen sind den Hochrisikogruppen (wie Drogenabhängige, die sich die Drogen spritzen, Prostituierte, medizinisches Personal) zuzuordnen. Häufig kommt die Infektion über sexuelle Kontakte zustande. Aber aufgepasst! Es ist auch möglich, sich durch »Gemeinschafts-Zahnbürsten«, Nagelfeilen, Kanülen und verunreinigte Spritzen, durch Piercings und Tätowieren sowie unsaubere medizinische Geräte zu infizieren. Das Virus ist nämlich außerhalb des menschlichen Körpers überlebensfähig. Deshalb können »verseuchte« Gegenstände, mit denen man sich kleinste Wunden zufügen kann, zur Infektionsquelle werden.

Außerdem kann das Virus bei der Geburt von einer infizierten Mutter auf das Neugeborene übertragen werden. Deshalb ist es wichtig, dass Schwangere wissen, ob sie infiziert sind, damit die notwendigen Schutzmaßnahmen für das Kind eingeleitet werden können.

Das sollten Sie wissen!

Mögliche Symptome einer Hepatitis-B-Infektion

Zwischen Ansteckung und Ausbruch einer Virus-B-Hepatitis vergehen etwa ein bis sechs Monate. Dann können grippeähnliche Symptome auftreten: Fieber, bleierne Müdigkeit und Abgeschlagenheit, Kopf- und Gelenkschmerzen, also Symptome, bei denen man nicht auf Anhieb an eine Hepatitis-B-Infektion denkt. Das Problem ist, dass sich die akute typische Gelbsucht nur bei einem Teil der Infizierten einstellt. Frühe Anzeichen einer Gelbsucht sind eine Gelbfärbung der Haut und des Augenweißes, gelber bis lehmfarbener Stuhl, außerdem verfärbt sich der Urin wegen der enthaltenen Gallenfarbstoffe bräunlich. Da bei einer Infektion mit Hepatitis B außerdem nur noch unzureichend Verdauungsenzyme in den Dünndarm abgegeben werden, kommt es zu Blähungen und Verstopfung.

Viele Hepatitis-B-Infektionen heilen von alleine aus

Bei einer akuten Hepatitis-B-Infektion sollten Sie Bettruhe einhalten, sich körperlich schonen, und wie bei Hepatitis A gilt striktes Alkoholverbot sowie der Verzicht auf leberschädigende Medikamente (siehe Seite 60). »Bei Erwachsenen heilt die Erkrankung glücklicherweise in circa 90 bis 95 Prozent der Fälle innerhalb von ungefähr zwölf Wochen von alleine aus«, erklärt der Leber-Experte Prof. Dr. Michael Manns, Facharzt für Innere Medizin, von der Medizinischen Hochschule Hannover. Nur wenn die Infektion einen schweren Verlauf nimmt, wird eine medikamentöse Behandlung erfolgen. Ist die Hepatitis-B-Infektion ausgeheilt, sind danach zwar Antikörper gegen das B-Virus im Blut nachweisbar, aber die Betroffenen leiden nicht mehr an einer aktiven und ansteckenden Form der Erkrankung. Allerdings bleibt der Krankheitserreger trotzdem ein lebenslanger Begleiter, weil das genetische Material des Virus in jenes der Leberzellen eingebaut wird.

Wenn die Leberentzündung chronisch wird

Doch nicht jeder hat das Glück, dass die Infektion einfach von selbst ausheilt. Bei fünf bis zehn Prozent der Infektionen kommt es zu einer chronischen Leberentzündung. Von einer chronischen Virushepatitis spricht man, wenn die Infektion nach sechs Monaten noch nicht ausgeheilt ist. Die bislang angegebenen Zahlen gelten jedoch nur für Erwachsene. Sind Kinder betroffen, sieht die Situation deutlich schlechter aus: Etwa 50 Prozent entwickeln eine chronische Hepatitis B. Infiziert sich ein Kind bereits im Säuglingsalter – zum Beispiel während der Geburt – bei der Mutter, dann erkranken sogar 80 bis 90 Prozent der betroffenen Kinder an chronischer Hepatitis B.

Welchen Verlauf die chronische Leberentzündung nimmt, ist schwer vorherzusagen. In 20 bis 30 Prozent der Fälle hat sie zur Folge, dass »gutes« Lebergewebe zerstört und durch »schlechtes« Bindegewebe ersetzt wird. Das ist ein schleichender Prozess, der sich über Jahre erstreckt. Währenddessen verschlechtert sich die Leberfunktion, weil immer weniger gesundes Lebergewebe vorhanden ist, das die vielen wichtigen Aufgaben der Leber erfüllen kann. Und das wirkt sich auf den ganzen Organismus nachteilig aus. Ist bereits so viel gesundes Lebergewebe durch Bindegewebe ersetzt, dass man sagen kann, das Bindegewebe erstreckt sich über die ganze Leber, dann spricht man von Leberzirrhose (siehe Seite 91).

Mit einer chronischen Hepatitis B ist also nicht zu spaßen! Vermeiden Sie deshalb möglichst alles, was Ihrer Leber zusätzlich schadet. In erster Linie sind das Alkohol und die Einnahme von Medikamenten. Studieren Sie deshalb bei Medikamenten stets den Beipackzettel im Hinblick auf mögliche Auswirkungen auf die Leber und weisen Sie den verschreibenden Arzt darauf hin, dass Sie Probleme mit der Leber haben.

Chronisch ist nicht gleich chronisch

Die Diagnose chronisch hat allerdings zwei Gesichter: Es gibt eine aktive und eine symptomlose Variante der chronischen Leberentzündung, die verschieden behandelt werden. Angenommen, Ihr Arzt hat bei Ihnen eine chronische Hepatitis-B-Infektion festgestellt. Bislang sind Ihre leberspezifischen Blutwerte normal oder nur gering erhöht. Bei der Ultraschalluntersuchung zeigt sich, dass sich das Lebergewebe noch nicht in Bindegewebe (ein Vorgang, den man als Fibrose bezeichnet) umbaut. In diesem »symptomlosen« Fall reicht es erst einmal, dass Sie regelmäßig Ihre Leberwerte checken lassen und um Alkohol sowie leberschädigende Medikamente einen großen Bogen machen.

Anders sieht die Lage dagegen bei der aktiven chronischen Form aus: Hier ist häufig eine langjährige Behandlung nötig. Durch eine Leberpunktion mit Leberbiopsie wird festgestellt, wie aktiv die Leberentzündung ist und wie weit der Gewebeumbau in der Leber schon fortgeschritten ist. Ergibt sich dabei, dass das Risiko einer Leberzirrhose besteht, dann sollte möglichst bald eine medikamentöse Behandlung beginnen (siehe Infokasten Seite 71). Eine effektive Therapie kann hier sogar bewirken, dass sich eine Fibrose zurückbildet.

Wer es genauer wissen will

Die chronische Leberentzündung medikamentös behandeln

Für die Behandlung der chronischen Leberentzündung gibt es mehrere Möglichkeiten. Interferon-alpha, ein Gewebshormon, wird eingesetzt, wenn die nachfolgenden Kriterien erfüllt sind:

- ► starke Leberentzündung
- ► deutliche Bindegewebsreaktionen in der Leber
- ► hohe Werte für GPT und GOT
- ► hohe Konzentration an genetischem Virusmaterial (Viruslast) im Blut.

Interferon-alpha stimuliert zum einen die Abwehrkraft des Körpers, zum anderen hemmt es direkt die Vermehrung von Hepatitis-Viren in den Leberzellen. Allerdings führt die Interferon-Therapie, die mit unangenehmen bis schweren Nebenwirkungen verbunden ist, nur bei etwa einem Drittel der Patienten zu einer Besserung. Lediglich bei fünf bis zehn Prozent der Betroffenen heilt die chronische Hepatitis B unter Interferon völlig aus.

Spricht jemand nicht auf die Therapie mit Interferon-alpha an, so kommen die sogenannten Nukleosid- und Nukleotidanaloga infrage. Sie gehören zu den Virustatika beziehungsweise Virushemmstoffen. Diese Substanzen blockieren direkt die Virusvermehrung in den Leberzellen und schwächen so im Weiteren die Leberentzündung ab. Zu den Virushemmstoffen gehören Lamivudin, Adefovir und Entecavir sowie Telbivudin. Wird eine medikamentöse Behandlung erwogen, die leberspezifischen Blutwerte wie GOT und GPT sind aber nur mäßig erhöht, muss nicht unbedingt mit Interferon-alpha behandelt werden. Dann ist auch gleich der Einsatz eines Medikamentes aus der Gruppe der Virustatika möglich.

Was Sie vorbeugend gegen Hepatitis B tun können

Gegen das B-Virus gibt es eine vorbeugende aktive Impfung. Sie bietet 90 bis 95 Prozent der Geimpften für rund zehn Jahre Schutz gegen HBV (der Rest sind sogenannte Impfversager). Bei der aktiven Impfung handelt es sich um eine Dreifach-Impfung, die vielfach in Kombination mit einer Hepatitis-A-Impfung durchgeführt wird: Die zweite Impfung erfolgt etwa einen Monat nach der ersten Impfung, die dritte Impfung spätestens sechs Monate nach der ersten Impfung. Der Impfstoff wird gentechnologisch hergestellt und ist frei von Blutbestandteilen.

Hat es bereits Viruskontakt gegeben, kann eine passive Impfung erfolgen – bis spätestens 48 Stunden nach dem Kontakt mit dem Virus. Sie wird bei Neugeborenen, deren Mütter mit HBV infiziert und ansteckend sind (HBsAg-positiv; HBsAg ist ein Protein auf der Virusoberfläche), empfohlen. Experten gehen jedoch davon aus, dass der Schutz hier maximal bei 70 bis 80 Prozent liegt und auch nur für wenige Wochen besteht.

Hepatitis C

Eine Infektion mit Hepatitis C ist sehr tückisch, weil hier die Dunkelziffer besonders groß ist. Etwa 700 000 Menschen sind in Deutschland mit dem Hepatitis-C-Virus (HCV) infiziert, aber nur rund 30 Prozent der Infektionen werden erkannt, und davon wiederum werden nur etwa ein Drittel behandelt.

Das Virus wird vor allem durch Blut, Blutprodukte und Körperflüssigkeiten, die Blutspuren enthalten, übertragen. Wie bei Hepatitis B reichen bereits geringste Blutmengen für eine Infektion aus. Das Risiko, sich bei einer Bluttransfusion mit Hepatitis C anzustecken, ist inzwischen minimal, da sich die Kontrollmöglichkeiten bei Spenderblut enorm verbessert haben. Vor 1989 durchgeführte Bluttransfusionen waren dagegen mit einem relativ hohen Übertragungsrisiko verbunden.

Das sollten Sie wissen!

Mögliche Symptome einer Hepatitis-C-Infektion

Viele Betroffene ahnen nichts von ihrer Infektion, denn Hepatitis C ist ein Leberkiller »auf leisen Sohlen«. Nur bei fünf Prozent der neu infizierten Menschen treten zwei bis 26 Wochen nach der Ansteckung überhaupt Symptome wie Gelbsucht, Übelkeit, Bauch- und Gliederschmerzen auf. Anfangs fühlt man sich zudem extrem müde und leidet unter Konzentrationsmangel. Bei den restlichen 95 Prozent der Betroffenen schleicht sich die Infektion völlig unbemerkt ins Leben ein.

Die wichtigsten Übertragungswege sind unter anderem verunreinigte Spritzen bei Drogenmissbrauch, Blutwäsche (Dialyse), Sexualkontakte mit infizierten Menschen, unsaubere Nadeln in Arztpraxen, der Nassrasierertausch, gemeinsam benutzte Zahnbürsten, amateurmäßig durchgeführte Akupunkturbehandlungen sowie Piercings und Tattoos.

Der Infektion auf die Spur kommen

Manchmal wird eine Hepatitis-C-Infektion bei einer Routineblutuntersuchung entdeckt, da die Leberwerte GPT und GOT (siehe Seite 169 f.) auffällig erhöht sind. Allerdings kann man sich bei Hepatitis C nicht darauf verlassen, dass es eine direkte Wechselbeziehung zwischen Infektion und erhöhten Leberwerten gibt. Eine gezielte Blutuntersuchung auf das Virus kann dagegen Klarheit bringen. Im ersten Schritt wird nach Antikörpern gegen die C-Viren, Anti-HBc, im Blut gesucht. Die Antikörperbildung setzt frühestens vier bis sechs Wochen nach einer Infektion mit dem Hepatitis-C-Virus ein. Deshalb macht eine Blutuntersuchung auch erst dann Sinn! Sollte das Ergebnis positiv sein, wird das Blut auf die Erbsubstanz des Virus, die HCV-DNA, »durchforstet«.

Sofort im akuten Stadium behandeln

Eine akute Hepatitis C ist – sofern sie erkannt wird – in 83 bis 100 Prozent der Fälle heilbar, wenn frühzeitig eine mehrwöchige (24 Wochen) Interferon-Therapie eingeleitet wird (siehe Seite 71). Die C-Viren können im Gegensatz zu den B-Viren wieder vollständig aus dem Körper entfernt werden. »Frühzeitig« ist wörtlich zu nehmen: Eine Studie zur akuten Hepatitis C hat untersucht, ob bei frischer Infektion sofort behandelt werden sollte oder ob es besser sei, noch drei Monate abzuwarten. Sie kam zu dem Ergebnis, dass grundsätzlich eine frühe Therapie anzustreben ist, weil das einen chronischen Verlauf verhindern kann.

Bei Hepatitis C ist das Risiko, dass die Infektion chronisch wird, nämlich wesentlich größer als bei Hepatitis B. So entwickeln etwa 50 bis 80 Prozent der Menschen, die mit dem C-Virus in Berührung kommen, eine chronische Leberentzündung. Ähnlich wie bei Hepatitis B »brodelt« sie vor sich hin, bei einem Drittel der Betroffenen mit heftigen Folgen. Ihre Leber vernarbt über Jahrzehnte hinweg. Immer mehr Bindegewebe ersetzt das gesunde funktionstüchtige Lebergewebe. In der Regel vergehen aber 20 bis 30 Jahre, bis aus einer chronischen Infektion eine Leberzirrhose wird, und dann etwa zehn weitere Jahre, bis daraus Leberzellkrebs entstehen kann. Das Risiko für eine spätere Leberzellkrebs-Erkrankung beträgt etwa vier Prozent.

Außerdem kann sich als Folge einer Hepatitis-C-Infektion eine Insulinresistenz bilden, das heißt, die Körperzellen werden gegenüber Insulin unempfindlich. Dabei handelt es sich um eine Vorstufe von Typ-2-Diabetes (siehe Seite 42). Bessert sich die Insulinresistenz wieder, dann schlägt sich das auch in besseren Ansprechraten auf die antivirale Therapie nieder.

Wenn sich eine chronische Hepatitis-C-Infektion entwickelt hat

Bei chronischer Hepatitis C müssen im Gegensatz zu Hepatitis B die Leberwerte GOT und GPT nicht unbedingt erhöht sein. Etwa jeder vierte Patient weist normale Leberwerte auf. Bei dauerhaft normalen Werten verläuft die Erkrankung zumeist mild, sodass unter Umständen eine Therapie nicht nötig ist. Auch das Alter spielt in diesem Zusammenhang eine Rolle. Bei über Siebzigjährigen, die trotz langjähriger Infektion mit dem C-Virus normal hohe Werte für GPT und GOT und außerdem keine Anzeichen für eine Leberzirrhose haben, müssen die Betroffenen die Vor- und Nachteile einer Therapie genau abwägen. Die Chancen, dass bei ihnen auch die nächsten zehn Jahre oder noch länger keine Leberzirrhose auftritt, sind relativ gut. Das sollte jedoch auf jeden Fall mit dem Arzt abgesprochen werden.

Bei chronischer Hepatitis C mit Entzündungsaktivität und beginnender Bindegewebsbildung in der Leber ist dagegen eine Therapie sehr ratsam. Die Standardtherapie besteht in der Einnahme von pegyliertem Interferon-alpha, eventuell in Kombination mit dem Virustatikum Ribavirin, für 24 beziehungsweise 48 Wochen. Pegyliertes Interferon besitzt die besondere Eigenschaft, dass der Wirkstoff langsamer freigesetzt wird und deshalb eine Depotwirkung hat. Eine geringe Viruslast (Anzahl der

Wer es genauer wissen will

Neue Medikamente gegen Hepatitis C

Der größte Therapiedurchbruch bei Hepatitis C in den letzten zehn Jahren ist den sogenannten Proteasehemmern zu verdanken. Dies sind Hemmstoffe von Enzymen (Proteasen), die Proteine spalten können und die für die Vermehrung des C-Virus nötig sind. In einer Studie wurden die Proteasehemmer bei Patienten mit dem nur schwer zu behandelnden HCV-Genotyp 1 (siehe Infokasten Seite 79) untersucht. Dabei schnitt jene Gruppe am besten ab, deren Mitglieder einen Proteasehemmer (Telaprevir), pegyliertes Interferon-alpha und Ribavirin für zwölf Wochen einnahmen und die anschließend nochmals zwölf Wochen mit Ribavirin und pegyliertem Interferon-alpha behandelt wurden. Betrugen die Heilungsraten unter der herkömmlichen Therapie etwa 40 bis 50 Prozent, so zeigt sich bei den Proteasehemmern ein Anstieg auf etwa 60 bis 80 Prozent. Außerdem verkürzt sich die Behandlungszeit wahrscheinlich von einem Jahr auf die Hälfte.

Indem mehrere Wirkstoffe kombiniert werden, ist es möglich, die Virusvermehrung innerhalb kurzer Zeit stark zu vermindern. Das C-Virus kann dann keine Resistenzen bilden. »Schon jetzt ist klar, dass bei den bald auf den Markt kommenden Proteasehemmern bereits nach 14 Tagen Resistenzen auftreten. Deshalb können diese Medikamente nur kombiniert eingesetzt werden«, erklärt Prof. Niederau. Und er fügt hinzu: »Erste Daten deuten an, dass Proteasehemmer und Polymerasehemmer, eine weitere, sich in Entwicklung befindende Medikamentengruppe, auch ohne Interferon-alpha kombinierbar und wirksam sind. Für alle Patienten mit chronischer Hepatitis C, die kein Interferon-alpha vertragen oder einnehmen können, ist dies ebenfalls ein Lichtblick.« Insgesamt befinden sich derzeit rund 50 Substanzen in der klinischen Prüfung. Sie richten sich gegen unterschiedliche Zellstrukturen wie die Virusstruktur, die Struktur der Leberzelle als Wirtszelle, und manche beeinflussen das Immunsystem.

Hepatitis-Viren, die in einem Milliliter Blut nachweisbar sind), junges Alter, weibliches Geschlecht, ein geringer Body-Mass-Index (BMI) sowie eine rasche Beseitigung der Viren nach vier beziehungsweise acht Wochen sind Einflussgrößen, die sich positiv auf den Therapieerfolg auswirken. Im Fall einer erfolgreichen Therapie wird das Virus fast immer dauerhaft aus dem Körper eliminiert. Andernfalls ist es möglich, eine erneute Therapie mit diesen beiden Medikamenten durchzuführen.

Die empfohlene Behandlungsdauer mit pegyliertem Interferon-alpha hängt vom Genotyp des Virus (siehe Infokasten Seite 79) sowie von der Art der Vorbehandlung ab. Beobachtet man die Viruslast während der Therapie, lässt sich schon früh erkennen, ob eine Therapie anschlägt oder nicht und wie hoch die individuellen Heilungschancen sind.

Übrigens: Intravenös verabreichtes Silibinin, ein Mariendistel-Präparat, zeigt bei Patienten mit chronischer Hepatitis eine signifikante antivirale Wirkung.

Wer es genauer wissen will

Der Genotyp bestimmt den Therapieerfolg maßgeblich mit

Für die gezielte Therapie von Hepatitis C ist es wichtig zu bestimmen, in welcher genetischen Variation das Virus vorliegt. Der sogenannte Genotyp hat nämlich Auswirkungen auf die Heilungschancen sowie auf Dauer und Dosierung der Medikamenteneinnahme. Weltweit tritt HCV in mindestens sechs verschiedenen Genotypen auf – in Deutschland sind die Genotypen 1, 2 und 3 am häufigsten. »Die Erfolgsrate beträgt bei Genotyp 1 etwa 50 Prozent, bei den Genotypen 2 und 3 circa 80 bis 90 Prozent«, betont der Hepatitis-Experte Prof. Manns. Das gilt für die herkömmliche Standardtherapie. Proteasehemmer verbessern die Erfolgsrate beim schwierigen Genotyp 1 um circa 20 Prozent.

Bislang hatte man den Genotyp insbesondere bestimmt, um eine grobe Aussage machen zu können, wie groß die Chancen eines Patienten auf einen erfolgreichen Therapieverlauf sind. Seit Kurzem steht nun fest, dass auch die genetische Ausstattung eines Menschen den Therapieerfolg bei Hepatitis C mitbestimmt. Ein Botenstoff der Immunzellen, das Interleukin-2 (auch Interleukin-28 genannt), kann in verschiedenen genetischen Varianten (Polymorphismus) vorliegen. Sie unterscheiden sich nur minimal; doch je nachdem, um welche Variante es sich handelt, fällt die Immunantwort auf den Virusangriff stärker oder schwächer aus.

Ansätze einer gezielten Vorbeugung gegen Hepatitis C

Wie bereits erwähnt, ist heutzutage das Risiko, sich bei einer Bluttransfusion mit dem Hepatitis-C-Virus zu infizieren, dank genauer Kontrollen sehr gering. Wenn Sie sich einer Operation unterziehen müssen und keine Transfusion mit Fremdblut möchten, können Sie sich durch Eigenbluttransfusionen ganz auf die sichere Seite begeben.

Bislang gibt es noch keine vorbeugende Impfung gegen Hepatitis C, auch wenn sich mehrere Impfstoffe in der Entwicklungsphase befinden. Daneben gibt es Ansätze, mittels eines »therapeutischen Impfstoffs« die Viruslast zu vermindern. Er soll die körpereigene Immunabwehr bei Patienten mit chronischer Hepatitis C stimulieren. Dazu wird, anders als bei konventionellen Impfstoffen, kein ganzes Virus injiziert, sondern lediglich Teile des Viruserbgutes. Die Hoffnung ist, dass diese Bruchstücke von körpereigenen Zellen aufgenommen werden. Die Zellen produzieren dann entsprechend den Erbgutbruchstücken Viruseiweiße, die die Immunabwehr aktivieren. Tatsächlich gelang es bei einer ersten klinischen Studie, die Viruslast bei Patienten mit chronischer Hepatitis C auf diese Weise zu senken.

Hepatitis D

Bei Hepatitis D gibt es eine Besonderheit: Nur Menschen, die an einer Hepatitis-B-Infektion leiden, können sich auch mit dem Hepatitis-D-Virus (HDV) infizieren. Der Erreger hat nämlich keine eigene Virushülle. In diesem »nackten« Zustand kann sich das Virus nur mithilfe des vom Hepatitis-B-Virus stammenden Oberflächenproteins (HBsAg) vermehren. Das HBsAg ist sozusagen der Türöffner, damit das Hepatitis-D-Virus sein zerstörerisches Werk in der Zelle überhaupt erst beginnen kann. Ohne das HBsAg kann das HDV nicht in die Leberzellen eindringen und eine chronische Leberentzündung verursachen. Wie das Hepatitis-B-Virus wird das D-Virus über infizierte Spritzen, durch Blut oder Körperflüssigkeiten wie Speichel und Sperma übertragen. Zumindest in Europa galt die chronische Hepatitis D schon als fast besiegt. Doch seit einigen Jahren steigt die Erkrankungsrate wieder an. Jeder zehnte Patient mit einer chronischen Hepatitis-B-Infektion hat sich auch mit dem D-Virus angesteckt. Wer also eine B-Infektion hat, sollte sich unbedingt zusätzlich auf Hepatitis D testen lassen.

Eine kombinierte Hepatitis-B/Hepatitis-D-Infektion verläuft zumeist schwerer als eine alleinige Hepatitis-B-Infektion. Sowohl eine Leberzirrhose als auch Leberkrebs entwickeln sich schneller. Doch nicht alle HDV-Genotypen sind gleich aggressiv. Der in Europa dominierende Genotyp 1 (siehe Infokasten Seite 79) gilt allerdings als einer der »schwierigen Fälle«.

Das sollten Sie wissen!

Mögliche Symptome einer Hepatitis-D-Infektion

Zwischen der Ansteckung und dem Auftreten von Symptomen vergehen etwa ein bis sechs Monate. Die ersten Anzeichen einer Infektion sind häufig Müdigkeit, Kopfschmerzen, Appetitlosigkeit, Gewichtsverlust sowie Muskel- und Gelenkbeschwerden. Mitunter tritt auch Fieber auf. Im weiteren Verlauf können die typischen Symptome einer Gelbsucht, wie Gelbfärbung von Haut und Augenweiß, lehmfarbener Stuhl und dunkler Urin, auftreten.

Die gängige Therapie bei Hepatitis D

Die Therapiemöglichkeiten sind bei Hepatitis D ziemlich eingeschränkt: Die bei Hepatitis B gut wirksamen Virushemmstoffe, die Nukleosid- und Nukleotidanaloga wie zum Beispiel Entecavir, sind bei Hepatitis D Fehlschläge. Zwar unterdrücken diese Medikamente die Vermehrung des B-Virus. Das spielt für das D-Virus aber keine Rolle. Es ist nämlich nicht auf eine hohe Vermehrungsrate des B-Virus angewiesen. Es braucht vom B-Virus nur dessen Oberflächenantigen, um sich selbst vermehren zu können. Eine direkte Hemmung des Hepatitis-D-Virus ist bislang nicht möglich, da diesem Virus sämtliche Enzyme fehlen, die als Angriffspunkt dienen könnten. Einzig Interferon-alpha (siehe Seite 71) besitzt eine geringe Wirksamkeit bei diesem »Trittbrettfahrer«.

Eine zwölfmonatige Behandlung mit pegyliertem Interferon kann eine Hepatitis-D-Virusinfektion in einigen Fällen ausheilen. In anderen Fällen steigt aber die Virusmenge nach der einjährigen Therapie wieder an.

Was Sie vorbeugend gegen Hepatitis D tun können

Eine Impfung gegen Hepatitis B schützt zugleich vor einer Infektion mit dem D-Virus. Die wichtigste Vorsorgemaßnahme besteht jedoch darin, den direkten Kontakt mit Körperflüssigkeiten zu vermeiden.

Was tun nach der Diagnose?

Wenn die Diagnose Hepatitis B (D) oder Hepatitis C lautet, ist man zunächst einmal bestürzt und verunsichert. Möglicherweise konnte der Arzt Sie aus Zeitgründen nicht umfassend aufklären, oder die Diagnose hat Sie so geschockt, dass Sie daraufhin nicht alle Informationen mitbekommen haben. Zwar gibt es nun eine Erklärung dafür, warum Sie sich in der letzten Zeit so müde und abgeschlagen gefühlt haben, aber dennoch bleiben Ihnen viele Fragen: Wie sieht es mit dem Ansteckungsrisiko für die Menschen aus, die mit mir zusammenleben? Wie ist meine Diagnose einzuschätzen, und welche Prognose ergibt sich daraus? Kann ich wieder ganz gesund werden? Und vieles mehr.

Das sollten Sie wissen!

Ansteckung vermeiden!

Mit kleinen, aber wirkungsvollen Verhaltensmaßnahmen können Sie Familienmitglieder oder andere Menschen weitgehend
vor einer Ansteckung mit Hepatitis B, C oder D schützen:

► Benutzen Sie Geschirr und Besteck nicht gemeinsam und
  trinken Sie nicht aus demselben Glas. Das Geschirr (und
  auch die Wäsche) muss aber nicht besonders gereinigt
  werden.
► Tauschen Sie keine Zahnbürsten aus und nehmen Sie Ra-
  sierapparate, Nagelfeilen, Nagelscheren oder Nadeln nie in
  gemeinsamen Gebrauch.
► Wischen Sie bei kleineren Verletzungen im Haushalt das
  Blut mit Papiertüchern weg, die Sie anschließend im Müll
  entsorgen.
► Decken Sie offene Wunden stets mit einem Pflaster ab.
► Beim Geschlechtsverkehr sollten Sie vorsichtshalber Kondome verwenden.
► Weisen Sie behandelnde Ärzte wegen etwaiger Medikamente, die die Leber belasten, und Zahnärzte wegen der
  Infektionsgefahr bei Blutungen im Mundbereich auf eine
  bestehende Hepatitisinfektion hin.

Stecken Sie jetzt den Kopf nicht in den Sand! Zunächst einmal
gilt es, alle Informationen zu sortieren. Sprechen Sie mit einem
kompetenten Arzt Ihres Vertrauens über eine Therapie bezie-

hungsweise die Notwendigkeit hierfür. Handelt es sich in Ihrem Fall um eine neu aufgetretene Infektion, oder ist sie bereits chronisch? Ist sie chronisch aktiv? Oder haben Sie eine Infektion, die bereits abgeheilt ist? Wie sind Ihre Leberwerte?

Aber auch nach dem Verlassen der Arztpraxis müssen Sie mit Ihren Ängsten um Ihre eigene Gesundheit und die Ihrer Familie nicht allein bleiben. Selbsthilfegruppen und das Gespräch mit anderen Betroffenen, aus deren Erfahrungen Sie lernen können, sind hilfreich. Auch bei Ihren nächsten Angehörigen tauchen nach der Diagnose sicherlich eine ganze Reihe von Fragen auf. In erster Linie geht es dabei um die Angst, sich bei Ihnen anzustecken. Es ist wichtig, diese Fragen und Ängste offen miteinander zu besprechen. Vor allem ist es ratsam, dass sich die anderen Familienmitglieder auf Hepatitis testen lassen. Bei Hepatitis B können sich nicht infizierte Familienangehörige impfen lassen. Gegen Hepatitis C gibt es dagegen keine vorbeugende Impfung – Vorsicht ist hier der einzige Schutz. Trotzdem ist ein weitestgehend normales Zusammenleben möglich, wenn Sie im Alltag auf bestimmte Dinge achten.

Alternative Therapiemöglichkeiten

Grundsätzlich ist bei einer Virushepatitis B, C oder D ein guter physischer Allgemeinzustand von Vorteil. Sorgen Sie deshalb für Ihre Gesundheit und steigern Sie Ihre Lebensqualität. Ernähren Sie sich ausgewogen, vitaminreich und vollwertig und verschaffen Sie sich viel Bewegung. Auf Nikotin und Alkohol sollten Sie möglichst verzichten.

Falls Sie sich für Traditionelle Chinesische Medizin (TCM) interessieren: Ein in Asien seit Jahrzehnten eingesetzter Wirkstoff ist das Glycyrrhizin, ein Extrakt der Süßholzwurzel. Die Wurzel soll angeblich erhöhte Leberwerte absenken bzw. Effekte gegen Hepatitis B und C haben. Maximal 100 mg täglich einnehmen! In der ayurvedischen Medizin verwendet man die Pflanze *Phyllanthus amarus*. Sie soll laut Erfahrungsberichten bei chronischer Hepatitis den Gesamtzustand des Patienten stabilisieren. Wenden Sie sich hierzu an entsprechende Kliniken beziehungsweise Ärzte, die sich auf TCM oder Ayurveda spezialisiert haben. Bestellen Sie keine Kräuter übers Internet, weil sie gesundheitsschädliche Verunreinigungen enthalten können. Eine Einnahme mit dem Arzt besprechen.

Lebertest: Könnte ich eine Virushepatitis haben?

Spätestens jetzt dürfte Ihnen klar sein, dass Sorglosigkeit hinsichtlich des Risikos, sich eine Infektion mit einem Hepatitis-Virus zuzuziehen, gefährlich und im schlimmsten Fall lebensbedrohlich sein kann. Dennoch wird die potenzielle Gefahr einer Virushepatitis noch immer unterschätzt.

Möglicherweise besteht bei Ihnen ein erhöhtes Hepatitisrisiko, oder Sie leiden bereits ahnungslos an Hepatitis. Machen Sie deshalb den nachfolgenden Test. Er berücksichtigt häufige Einflüsse, die zu einer Infektion führen können. Relevant sind Infektionsrisiken, Beschwerden und Leberwerte.

Testen Sie Ihr Hepatitis-Risiko

1. Haben Sie vor 1992 eine Bluttransfusion erhalten?

   – Ja   P8

   – Nein   P0

   – Keine Ahnung   P2

2. Haben Sie ein Piercing oder Tattoo?

   – Ja   P1

   – Nein   P0

3. Unternehmen Sie häufiger Fernreisen
   nach Afrika, Asien, Mittelamerika?

   – Nein   P0

   – Ja   P1

4. Sind oder waren Sie beruflich Infektionsrisiken
   mit Hepatitisviren ausgesetzt?

   – Nein   P0

   – Ja   P1

5. Sind Sie gegen Hepatitis A und B geimpft?

   – Nein   P1

   – Ja   P0

6. Haben Sie einen Langzeitpartner oder häufig
   wechselnde Sexualpartner? Verwenden Sie Kondome?

   – Feste Partnerschaft ohne Kondome   P1

   – Häufig wechselnde Partner ohne Kondome   P4

   – Bislang immer Kondome verwendet oder kein Ge-
     schlechtsverkehr   P0

7. Fühlen Sie sich oft (grundlos) müde oder abgeschlagen?
   - Ja   P2
   - Nein   P0

8. Wurden Sie in einem Land geboren, in dem
   Hepatitis B und Hepatitis C häufig vorkommen
   (z.B. Türkei, ehemalige UdSSR, Südosteuropa,
   Afrika, Asien)
   - Ja   P6
   - Nein   P0

9. Trat bei Ihnen schon einmal eine Gelbfärbung
   der Augen oder der Haut auf?
   - Ja   P4
   - Nein   P0

10. Haben Sie schon einmal Drogen genommen?
    - Nein   P0
    - Ja, aber nicht in die Vene gespritzt   P2
    - Ja, auch in die Vene   P10

11. Sind Ihre Leberwerte GGT, GOT oder GPT erhöht?
    - Nein   P0
    - Ja, nur geringfügig oder kurzzeitig nach
      einer vorherigen Medikamenteneinnahme   P2
    - Dauerhaft erhöht   P8

12. Haben Sie ein Druckgefühl im rechten Oberbauch?
    - Nein oder nur selten   P0
    - Oft   P1

13. Ist einer Ihrer nahen Verwandten an einer
    Virushepatitis erkrankt?
    – Nein   P0
    – Ja   P4

Auswertung:

0 – 5 Punkte

Ihrem aktuellen Punktewert zufolge besteht bei Ihnen offenbar kein erhöhtes Risiko für eine Virushepatitis. Damit das so
bleibt, sollten Sie auch weiterhin Ihren derzeitigen Lebensstil
beibehalten und sich eventuell vorsorglich gegen Hepatitis A
und B impfen lassen. (Gegen Hepatitis C, D und E gibt es derzeit noch keine Impfung.) Um etwaige Veränderungen frühzeitig festzustellen, ist es ratsam, die Leberwerte GGT, GPT
und GOT einmal jährlich untersuchen zu lassen.

6 – 9 Punkte

Das Risiko für eine Virushepatitis ist bei Ihnen gering bis mäßig.
Trotzdem sollten Sie einmal jährlich Ihre Leberwerte überprüfen lassen. Auch wenn die Werte nur geringfügig erhöht sind,
ist es ratsam, die Ursachen genau abzuklären. Gegebenenfalls
sollten Sie sich gegen Hepatitis A und B impfen lassen.

10 und mehr Punkte

Sie haben ein deutlich erhöhtes Risiko für eine Virushepatitis
und sollten den Arzt um genauere Blutuntersuchungen bitten.

Quelle: Prof. Dr. Claus Niederau und Deutsche Leberhilfe

Kapitel 4.
Leberzirrhose:
Wenn die Leber vernarbt

Wenn sich, wie auf den vorherigen Seiten beschrieben, die Leberzellen infolge einer Fettleber, einer Virushepatitis oder einer anderen Lebererkrankung entzünden und im weiteren Verlauf absterben, wird in der Leber vermehrt Bindegewebe gebildet. Die Leber vernarbt auf diese Weise nach und nach, und am Ende dieser Entwicklung steht eine Leberzirrhose. In manchen, wenn auch seltenen Fällen tritt nach vielen Jahren Leberkrebs auf. Je früher er entdeckt wird, desto besser sind die Überlebenschancen.

Wie die Leberzirrhose entsteht

Zu einer Leberzirrhose kommt es nicht »über Nacht«, sondern sie entwickelt sich über einen längeren Zeitraum hinweg. An diesem Geschehen sind mehrere Akteure beteiligt. Die wichtigsten sind die Leberzellen selbst, die Kupffer-Sternzellen (siehe Seite 24), die hepatischen Sternzellen, Sauerstoffradikale sowie eine Vielzahl an Entzündungsstoffen. Einige Prozesse sind inzwischen aufgeklärt, andere liegen dagegen noch im Dunkeln. »Es ist wie ein kompliziertes Puzzle. Ab und an findet man ein passendes

Stück«, sagt Dr. Christian Steib von der Medizinischen Klinik II des Münchner Klinikums Großhadern.

Fest steht, dass die Kupffer-Sternzellen eine zentrale Rolle bei entzündlichen Vorgängen in der Leber spielen. Die Produktion von Entzündungsstoffen in den Kupffer-Sternzellen führt nämlich dazu, dass Leberzellen absterben und die Bindegewebsproduktion angekurbelt wird. Der Zelltod von Leberzellen aktiviert andere Zellen und regt sie dazu an, in einem komplizierten Prozess vermehrt Bindegewebe herzustellen. Das Bindegewebe tritt an die Stelle der abgestorbenen Leberzellen – es bilden sich sozusagen Narben, ein Vorgang, der als Fibrose bezeichnet wird. Wenn mit der Zeit immer mehr Leberzellen zugrunde gehen und durch Narbengewebe ersetzt werden, geht die normale Läppchenstruktur der Leber nach und nach verloren und wird durch knötchenartige, bindegewebige Neubildungen ersetzt. Die Leber wird härter und höckriger. Erstreckt sich die Narbenbildung schließlich über die gesamte Leber, dann ist das Stadium einer Leberzirrhose erreicht.

Zwar sterben bei diesem Umbauprozess Leberzellen nicht nur ab, sondern es entstehen auch wieder neue. Doch durch das störende Bindegewebe, das eine Tendenz zum Schrumpfen hat, können sich neu gebildete Leberzellen nicht in ihrer normalen Form entwickeln. Sie sind also nicht wirklich funktionstüchtig. Außerdem ist die Blutversorgung des restlichen Lebergewebes behindert. Auch neu produzierte Galle kann nicht mehr richtig abfließen, und die Eiweißproduktion der Leber lässt deutlich nach. Dadurch kommt es zu einem Abbau der körpereigenen Eiweiße aus den Muskeln bis hin zur fortschreitenden Muskelschwäche. Die Produktion von Gerinnungsfaktoren lässt ebenfalls nach, weswegen die Blutungsgefahr steigt. Ein Umbau der Leberläppchenstruktur ist also alles andere als harmlos, zumal eine Leberzirrhose als Vorstufe von Leberzellkrebs zu sehen ist. Daher kommt es ganz wesentlich darauf an, diesen Prozess so schnell wie möglich zu stoppen.

Das sollten Sie wissen!

Kaffee soll Leberzirrhose abbremsen

Studien ergaben einen verblüffenden Zusammenhang zwischen Kaffeegenuss und der Häufigkeit von schweren Lebererkrankungen. Demnach trägt der Konsum von mehr als zwei Tassen Kaffee (mit über 308 mg Koffein) täglich nicht nur dazu bei, dass die Leber besser mit hohen Belastungen fertig wird, sondern bremst darüber hinaus bei Patienten mit chronischer Hepatitis C das Fortschreiten der Leberzirrhose angeblich etwas ab. Andere Koffeinquellen wie Tee, Schokolade oder angereicherte Softdrinks zeigen dagegen keinen derartigen Effekt.

Das Ausmaß einer Leberzirrhose bestimmen

Eine Leberzirrhose entwickelt sich wie gesagt langsam. Die Symptome können sehr variabel und völlig unspezifisch sein, und sie hängen vom Stadium des Umbaus »Bindegewebe statt Leberge-

webe« ab. Mögliche Beschwerden sind beispielsweise Abgeschlagenheit, Gewichtsverlust, Blähungen, Appetitlosigkeit, Übelkeit
sowie Erbrechen, im fortgeschrittenen Stadium auch verminderte geistige Leistungsfähigkeit. Der Verdacht auf Leberzirrhose
lässt sich anhand typischer Hautveränderungen, durch Abtasten
von Leber und Milz oder wenn der Arzt bei einer Ultraschalluntersuchung Wasser im Bauch entdeckt, erhärten. Zusätzlich sollten die Leberwerte bestimmt werden.

Im Vordergrund einer entsprechenden Diagnose steht die
Frage: Handelt es sich um eine Leberzirrhose in der Anfangsphase, oder ist der Anteil funktionstüchtigen Lebergewebes bereits so gering, dass mit baldigem Leberversagen zu rechnen ist?
Um den in der Leber bestehenden entzündlichen Gewebescha-
den und das Ausmaß einer bereits eingetretenen Leberfibrose
festzustellen, erfolgt eine Leberpunktion (Leberbiopsie): Unter
Ultraschallkontrolle punktiert der Arzt die Leber mit einer besonderen Nadel, um einen Lebergewebszylinder zu gewinnen,
der anschließend feingeweblich auf Bindegewebe untersucht
wird.

Wenn feststeht, wie schwerwiegend die Erkrankung ist, ist
auch eine Aussage zur Prognose und zur Dringlichkeit einer Therapie möglich. Allerdings ist eine Leberbiopsie mit Risiken behaf-
tet: Es kann – wenn auch selten – vorkommen, dass benachbarte
Organe wie die Gallenblase oder die Lunge dabei verletzt werden.
Deshalb suchen Wissenschaftler nach anderen Verfahren zur Bestimmung einer Leberfibrose beziehungsweise Leberzirrhose.
Neuerdings lässt sich mit einem speziellen Gerät, dem Fibroscan, die Leberelastizität mittels Ultraschall bestimmen, also eine

Aussage zum Fibrosegrad der Leber machen. Je geringer die Leberelastizität und je ausgeprägter die Lebersteifigkeit sind, desto größer ist der Bindegewebsanteil in der Leber.

Wird der Fibroscan mit der Bestimmung der Blutwerte kombiniert, kann dieses Vorgehen ein Ersatz für eine Leberbiopsie sein. Es gibt aber Einschränkungen: Die Aussagekraft bei Übergewicht, Bauchwassersucht, bei akuter Virushepatitis und bei sehr schmalen Rippenzwischenräumen ist eingeschränkt. Ungeeignet ist der Fibroscan bei Schwangeren und Patienten mit Herzschrittmacher.

Komplikationen verschlimmern die Erkrankung

Wenn die Untersuchungen ergeben, dass die Leberzirrhose bereits fortgeschritten ist, gefährdet nicht nur die Lebererkrankung selbst die Gesundheit, sondern es drohen auch verschiedene Komplikationen. Beispielsweise kann es zu einer leberbedingten Gehirnleistungsstörung kommen, einer hepatischen Enzephalopathie, wenn das vom Darm kommende Blut aufgrund der eingeschränkten Leberfunktion nicht ausreichend entgiftet werden kann. Giftstoffe, vor allem das von den Darmbakterien bei der Eiweißverdauung gebildete Abbauprodukt Ammoniak, gelangen in den Blutkreislauf und passieren die Blut-Hirn-Schranke. Das schädigt die Hirnfunktionen, geistige Leistungen werden beeinträchtigt und das Bewusstsein verändert, Angstzustände können entstehen. Im Extremfall kann es zu Leberversagen und

Bewusstlosigkeit kommen. Gegebenenfalls kann ein Antibiotikum (Rifaximin) die Ammoniak-bildenden Bakterien beseitigen, wie eine Studie aus dem Jahr 2010 gezeigt hat. Es ist aber vermutlich besser, die Ammoniakproduktion anderweitig zu verringern.

Eine Enzephalopathie ist eine sehr häufige Komplikation: Sie betrifft etwa 50 bis 70 Prozent der Leberzirrhose-Patienten im fortgeschrittenen Stadium! Betroffene können zum Beispiel Laktulose einnehmen, das die Bildung von Ammoniak im Darm von vornherein vermindert. Ornithin-Aspartat verbessert dagegen die Ammoniakentgiftung. (Siehe auch »Die richtige Ernährung bei Leberzirrhose«, Seite 126.)

Eine andere bedrohliche Begleiterkrankung bei Leberzirrhose ist der Pfortaderhochdruck: Das Blut staut sich vor allem in der zuführenden Pfortader (siehe Seite 23), sodass dort ein Überdruck (Hypertension) entsteht. Der Überdruck bewirkt, dass sich das Blut Umgehungskreisläufe um die Leber herum zum Herzen hin schafft. Das Gefährliche daran ist, dass diese Gefäße aufgrund des Hochdrucks stark überdehnt sind und im Extremfall innere Blutungen auftreten können, beispielsweise im Magen oder in der Speiseröhre (bei Ösophagusvarizen = Krampfadern an der Speiseröhre). Außerdem kann es – auch noch heute – zur Bildung von Bauchwasser kommen.

Seit ein paar Jahren gibt es für den Fall des Blutstaus (Pfortaderhochdruck) eine Behandlungsmöglichkeit, den sogenannten transjugulären intrahepatischen portosystemischen (Stent-) Shunt, kurz TIPS: Bei einem minimalinvasiven Eingriff wird eine Verbindung zwischen der Pfortader und der Lebervene durch die Leber hindurch hergestellt. Mit TIPS soll erreicht werden, dass ein gewisser Teil des Blutflusses von der Pfortader statt direkt in die Leber in den großen Blutkreislauf fließt. Der Nachteil: Das umgeleitete Blut wird nicht in der Leber entgiftet.

Das sollten Sie wissen!

Die Leberzirrhose so schnell wie möglich stoppen

Es kommt ganz entscheidend darauf an, dass eine Leberzirrhose schon in der Anfangsphase erkannt wird. Die allgemeine Leberzerstörung lässt sich nämlich aufhalten, wenn die Ursachen rechtzeitig beseitigt werden. Bereits entstandene Bindegewebsbildungen sind dagegen nicht wieder rückgängig zu machen.

Ist eine Virushepatitis die Ursache für die Leberzirrhose, muss den Viren durch eine geeignete Behandlung der Infektion möglichst schnell die Rote Karte gezeigt werden.

Wenn die Leberzirrhose aus einer Fettleber entstanden ist, haben eine Gewichtsnormalisierung und die Umstellung auf eine gesunde Ernährung und Lebensweise Priorität (siehe Seite 125 ff.).

Um bei einer Leberzirrhose die Bildung neuen Bindegewebes zu hemmen, muss auf jeden Fall auf alle leberschädigenden Einflüsse wie Alkohol und nicht zwingend nötige Medikamente verzichtet werden.

Zur Unterstützung der Leber empfiehlt sich außerdem die Einnahme von Silymarin, eines Extrakts aus der Mariendistel (siehe Seite 78, 137).

Weitere Komplikationen, die sich im Zusammenhang mit einer Leberzirrhose ergeben können, sind Unterernährung, da kaum noch körpereigene Eiweiße hergestellt werden, Übelkeit, Appetitlosigkeit, Vitamin- und Spurenelemente-Mangel, erhöhte Blutungsneigung (Naseputzen und Nassrasur können zu längeren Blutungen führen!) und Knochenschwund (Osteoporose).

Selten, aber gefährlich: Leberzellkrebs als Folge von Leberzirrhose

Leberzellkrebs (Hepatozelluläres Karzinom, kurz HCC) gehört in Deutschland zu den eher seltenen Krebsarten. Dennoch erkranken hierzulande jährlich 6000 Menschen daran, wobei die Zahl der Betroffenen in den letzten Jahren um etwa zehn Prozent angestiegen ist. Viele Fälle ließen sich verhindern, denn ungefähr 90 Prozent aller Leberzellkrebserkrankungen entstehen auf dem Boden einer Leberzirrhose.

Alle Ursachen, die zur Leberzirrhose führen, können letztlich auch Leberkrebs nach sich ziehen. So haben Patienten mit einer chronischen Hepatitis-B- oder -C-Infektion ein sehr hohes Risiko für Leberkrebs. Wurde die Leberzirrhose durch Alkohol verursacht, ist das Risiko ebenfalls erhöht. Das gilt verstärkt, wenn trotz einer chronischen Virusinfektion der Leber Alkohol konsumiert wird. Da sich bei einer Leberzirrhose die Leber selbst knotig umbaut, ist es schwierig, Leberzelltumore zu entdecken. So entstehen diese häufig unbemerkt. Neuerdings ermöglicht sogenannter Kontrastultraschall, das heißt eine Ultraschalluntersuchung mit zusätzlichem gashaltigem Kontrastmittel, eine verbesserte Diagnostik von Lebertumoren. Die Gasbläschen des Kontrastmittels sind nur halb so groß wie rote Blutkörperchen. Deshalb gelangen sie selbst in die kleinsten Gefäße und reflektieren die Ultraschallwellen.

Wenn Sie eine Leberzirrhose haben oder bei Ihnen aufgrund einer Hepatitis-Infektion oder starken Alkoholkonsums ein erhöhtes Risiko für Leberzellkrebs besteht, sollten Sie Ihre Leber regelmäßig mittels Ultraschall kontrollieren lassen. Die offizielle Empfehlung lautet: mindestens halbjährlich überprüfen. Der Arzt kann außerdem den sogenannten Alpha-Fetoprotein(AFP)-Wert (hat nichts mit dem Fetuin-A-Wert zu tun) bestimmen. Allerdings ist dieser Wert nicht wirklich verlässlich, denn er ist nur bei 70 bis 80 Prozent der Patienten mit Leberzellkrebs erhöht. Werden bei der Leberuntersuchung mittels bildgebender Verfahren verdächtige Knoten entdeckt, ist es notwendig, bei einer Biopsie Gewebeproben zu entnehmen und diese zu untersuchen.

Therapiemöglichkeiten bei Leberkrebs

Welche Möglichkeiten der Therapie sich bei Leberkrebs ergeben, hängt in erster Linie vom Stadium des Tumors ab. Liegen nur einzelne Tumore vor, können sie mittels Lasertherapie sowie durch Ethanolinjektionen in den jeweiligen Tumor abgetötet werden. Bei der Radiofrequenzablation werden Tumore unter örtlicher Betäubung mittels Hitze bekämpft. Gesundes Lebergewebe wird dabei nicht geschädigt. In einer 20 Minuten dauernden Sitzung können so Tumore in einer Größe von 6 cm beseitigt werden.

Sind mehrere Tumore in der Leber vorhanden, die Leberfunktion ist aber noch relativ gut erhalten, wird eine sogenannte Transarterielle Chemoembolisation (TACE) der Leber durchgeführt. Unter Röntgenkontrolle wird ein Zellgift (Zytostatikum) über einen in die Leberarterie eingeführten Katheter direkt an den jeweiligen Krebsherd in der Leber gespritzt. Danach wird das zuführende Blutgefäß des Herdes mittels kleiner Kügelchen verschlossen, womit der Herd von der Blutversorgung abgeschnitten ist.

Seit 2007 gibt es die erste erfolgreiche Chemotherapie für Leberzellkrebs mit dem Zytostatikum Sorafenib. Zytostatika töten Krebszellen in der Teilungsphase ab.

Sind Lebertumore weder chirurgisch noch chemotherapeutisch erfolgreich behandelbar, die Leberfunktion ist aber weitgehend erhalten und das Lebergewebe nicht durch bestimmte Formen der Chemotherapie vorgeschädigt, dann gibt es eine noch relativ neue Therapieoption: die lokale Tumorbestrahlung mit der sogennanten Selective Internal Radiation Therapy (SIRT). Dabei werden ganz gezielt ausschließlich Tumore einer hohen Strahlendosis ausgesetzt, gesundes Lebergewebe wird kaum belastet. Zusätzlich werden bei dieser Behandlungsmethode Tumorgefäße, die für das Wachstum und Überleben eines Lebertumors wichtig sind, verschlossen. Zwar kann diese Therapie keine Heilung bringen, aber den Betroffenen mehr Lebensqualität verschaffen.

Letzte Rettung: eine neue Leber

Wenn die Leberzirrhose bereits so weit fortgeschritten ist, dass die Leber in ihrer Funktion stark eingeschränkt ist, liegt die Rettung in einer neuen Leber. Die Notwendigkeit einer Transplantation besteht bei rund 60 Prozent aller Leberzirrhose-Patienten sowie bei akutem Leberversagen und in einigen anderen Fällen. In Deutschland werden derzeit jährlich rund 900 Leberverpflanzungen durchgeführt – mit durchaus positiven Ergebnissen: Ein Jahr nach dem Eingriff leben noch 90 Prozent der Patienten, nach fünf Jahren sind es immerhin noch 80 Prozent.

Das Problem besteht hier wie bei anderen Organtransplantationen darin, dass die Zahl der Spenderorgane nach wie vor begrenzt ist. Je länger die Betroffenen jedoch auf eine neue Leber warten müssen, desto größer wird das Risiko, dass in der Zwischenzeit Komplikationen auftreten.

So kann es beispielsweise zu akutem Nierenversagen kommen, wenn der bei Leberzirrhose häufig auftretende Blutrückstau vor der Leber (siehe Seite 96) dazu führt, dass sich die Nierendurchblutung stark vermindert. Münchner Medizinern vom Klinikum Großhadern ist es gelungen, dieses Problem etwas zu entschärfen, indem sie die Nierendurchblutung durch eine Gefäßstütze (Stent) im Bereich zwischen Pfortader und Lebervene wieder verbessern.

Risiken trotz Transplantation

Wenn es wegen einer Hepatitis-B-Infektion notwendig geworden ist, die Leber zu ersetzen, besteht nach erfolgreicher Transplantation das Risiko, dass das neue Organ wieder mit dem Hepatitis-B-Virus infiziert wird. Das liegt daran, dass sich das Virus nicht nur in der Leber, sondern auch in andere Gewebe vermehrt »einnistet«. Eine Re-Infektion kann schwerwiegend verlaufen und zum Ausfall des Transplantats führen. Deshalb muss von vornherein gezielt medikamentös behandelt werden, um eine erneute Infektion zu vermeiden.

Wie bei anderen Organtransplantationen kann es auch bei der Verpflanzung einer neuen Leber zur Abstoßung des Organs kommen, weil das Immunsystem des Organempfängers das neue Organ als fremd erkennt und zu bekämpfen beginnt. Daher müssen nach der Transplantation dauerhaft sogenannte Immunsuppressiva, also Medikamente, die das Immunsystem unterdrücken, eingenommen werden.

Nach einer Lebertransplantation kann aber noch ein weiteres Gesundheitsproblem auftreten. Eine israelische Studie hat gezeigt, dass jeder zweite Lebertransplantierte nach dem Eingriff ein metabolisches Syndrom (Bluthochdruck, erhöhte Blutfett- und Blutzuckerwerte, Übergewicht) entwickelt.

Alternativen zur Lebertransplantation

Wegen des Mangels an Spenderorganen wird in den letzten Jahren vermehrt die Leber-Lebendspende wahrgenommen. Dabei erhält der Empfänger einen Leberteil von einem ihm nahestehenden lebenden Spender. Bei der Lebendspende gehen dem Spender rund 60 Prozent seiner Leber verloren. Allerdings regeneriert sich das Organ in der Regel innerhalb weniger Wochen fast auf die ursprüngliche Größe. Zwar ist das Komplikationsrisiko bei der Leber-Lebendspende relativ gering, trotzdem stirbt bei dieser komplizierten und aufwendigen Teilentnahme der Leber einer von 200 Spendern. Zum Vergleich: Bei der Lebendspende einer Niere sterben etwa drei von 10 000 Spendern.

Ob die Leberzelltherapie eine Alternative zur Organtransplantation sein kann, lässt sich derzeit noch nicht sagen, da sich diese Methode noch im Versuchsstadium befindet. Bei dieser Therapieform sollen durch transplantierte Leberzellen und deren anschließende Vermehrung vor Ort die leberspezifischen Funktionen wiederhergestellt werden. Da es sich um körperfremde Leberzellen handelt, muss auch hier eine Immunsuppression (siehe oben) erfolgen.

Kapitel 5.
Fitnesskur für die Leber

In den vorherigen Kapiteln haben Sie erfahren, welche weitreichenden Folgen es haben kann, wenn die zentrale »Chemiefabrik« des Körpers störanfällig geworden ist oder gar ausfällt. Die Leber ist Teil des ganzen Organismus, dessen Bausteine sich gegenseitig beeinflussen. Deshalb ist es unerlässlich, den gesamten Organismus zu pflegen, wenn die Leber fit bleiben soll. Das fängt wie immer, wenn es um eine gesunde Lebensweise geht, bei der Ernährung an und schließt ausreichende Bewegung mit ein. Ein allgemein gesunder, »leberfreundlicher« Lifestyle kann die Leber vor Erkrankungen schützen. Denn das Tückische ist, dass die Leber Störungen erst dann meldet, wenn der Schaden schon groß ist. Deshalb sind Vorsorgemaßnahmen für die Lebergesundheit umso wichtiger.

Bei einer geschwächten Leber oder wenn bereits eine Fettleber oder eine Leberzirrhose besteht, ist es höchste Zeit, an einen rundum gesunden Lebensstil zu denken und sich auf eine lebergesunde Ernährungsweise umzustellen. Aber keine Sorge: Von einer faden »Schonkost« ist heute längst keine Rede mehr.

Das Richtige auf dem Teller, damit die Leber gesund bleibt

Für alle Ernährungsempfehlungen gilt vorab: Eine gesunde Ernährung ist immer auch eine individuelle Sache, da der Organismus abhängig von kleinen genetischen Veränderungen Nahrungsmittel unterschiedlich gut verträgt. Was also für den einen das Optimale auf dem Teller ist, ist für den anderen noch lange nicht das Richtige. Horchen Sie deshalb in Ihren Körper hinein, beobachten Sie sich genau und ziehen Sie daraus Ihre Schlüsse, was für Sie geeignet ist.

Ganz generell ist die Zusammensetzung unserer Nahrungsmittel eine Mischung aus Kohlenhydraten, Eiweißen (Proteinen), Fetten, fett- und wasserlöslichen Vitaminen, Mineralstoffen, Wasser, Ballaststoffen sowie sekundären Pflanzenstoffen. Während Kohlenhydrate, Eiweiße und Fett Energielieferanten sind, handelt es sich bei den anderen Inhaltsstoffen um lebensnotwendige, aber energiefreie Wirkstoffe. Für eine gesunde Ernährung ist es nicht egal, wie groß der Anteil der jeweiligen Energielieferanten ist: Die täglich aufgenommene Energie sollte sich laut allgemeinen Ernährungsrichtlinien der Deutschen Gesellschaft für Ernährung (DGE) zu circa 50 bis 55 Prozent aus Kohlenhydraten, zu höchstens 30 Prozent aus Fett und zu circa 15 bis 20 Prozent aus (tierischem und pflanzlichem) Eiweiß zusammensetzen.

Kohlenhydrate – auf den Unterschied kommt es an

Kohlenhydratreiche Nahrungsmittel wie Getreide, Kartoffeln, Gemüse, Salat und Obst sowie Zucker und zuckerreiche Lebensmittel liefern über den Blutzucker die Energie für die Erstversorgung des Körpers. Wenn Sie zu viele Kohlenhydrate verzehren, ist das Kalorienangebot zu groß, was sich über kurz oder lang in überflüssigen Pfunden niederschlägt – und das begünstigt, wie Sie jetzt wissen, neben anderen Erkrankungen auch die Entstehung einer Fettleber. Aber nicht nur die Menge an Kohlenhydraten spielt für die gesunde Ernährung eine Rolle. Sie müssen darüber hinaus zwischen einfachen und komplexen Kohlenhydraten unterscheiden. Bei einfachen Kohlenhydraten, wie sie vorwiegend in Zucker, Süßigkeiten, Honig und einigen Früchten zu finden sind, sollten Sie zurückhaltend sein, denn sie lassen den Blutzuckerspiegel relativ schnell ansteigen. Auch hier kommt wieder die Leber ins Spiel, denn wie Sie im Kapitel »Risikofaktor Typ-2-Diabetes« (siehe Seite 37) gelesen haben, hängen ein gestörter Zuckerstoffwechsel und die Ausbildung einer nicht-alkoholischen Fettleber eng zusammen.

Komplexe Kohlenhydrate sättigen dagegen länger, halten Ihren Blutzuckerspiegel relativ stabil und schützen Sie vor Heißhungerattacken, weshalb Sie ihnen den Vorrang geben sollten. Sie sind bevorzugt in Gemüse, Getreide, Kartoffeln und Hülsenfrüchten enthalten. Diese Nahrungsmittel sind auch deshalb eine gute Wahl, weil sie reich an Vitaminen und vergleichsweise kalorienarm sind.

Ballaststoffe – nicht nur dem Darm zuliebe

Komplexe Kohlenhydrate bieten aber noch ein anderes Plus: viele wichtige Ballaststoffe, die für eine gesunde Darmflora sorgen und die Darmfunktion unterstützen. Laut DGE sollten Sie täglich mindestens 30 Gramm Ballaststoffe zu sich nehmen. Eine gesunde Darmflora nützt darüber hinaus dem Immunsystem. Etwa 80 Prozent der Immunzellen befinden sich nämlich im Darm, und wie inzwischen bekannt ist, beeinflussen sich Darmflora und Immunzellen gegenseitig. Ist die Abwehrkraft im Darm geschwächt, dann gelingt es »schlechten« Bakterien beziehungsweise manchen ihrer Bestandteile über die Darmschleimhaut in die Blutbahn zu gelangen. Diese transportiert sie dann auch zur Leber, wo die Bakterien, wenn sie geballt auftreten, entzündliche Prozesse verursachen können (siehe auch Seite 24, 48). Sie sehen: Auch für Ihre Leber ist eine gute Darmflora wichtig.

Das sollten Sie wissen!

Mit Ballaststoffen den Darm fit halten

Ballaststoffe, wie sie beispielsweise im Indischen Flohsamen enthalten sind, sorgen dafür, dass Schadstoffe schneller wieder ausgeschieden werden und deshalb nur kurzzeitig mit der Darmschleimhaut in Berührung kommen. Außerdem dienen sie den Darmbakterien als Nahrung, die im Gegenzug kurzkettige Fettsäuren produzieren, die für eine gesunde Darmschleimhaut besonders wichtig sind.

Wer es genauer wissen will

Glykämischer Index und Glykämische Last

Vielleicht sind Sie im Rahmen einer Ernährungsempfehlung schon einmal auf den Begriff »Glykämischer Index« (GI; manchmal auch Glyx genannt) gestoßen. Der GI beschreibt die Wirkung eines kohlenhydrathaltigen Lebensmittels auf den Blutglukosespiegel. Als Vergleichswert wird der Blutzuckeranstieg nach dem Verzehr von 50 Gramm Traubenzucker herangezogen und gleich 100 Prozent gesetzt. Der Index wird in Prozent gemessen. Steigt der Blutzuckerspiegel nach dem Genuss eines Lebensmittels rasant an, dann wird von einem hohen GI gesprochen.

Einen hohen GI haben zum Beispiel kohlenhydrathaltige Lebensmittel mit einem Wert zwischen 70 und 100 (z. B. Weißbrot, Cornflakes). Lebensmittel mit einem mittleren GI erreichen Werte zwischen 55 und 70 (z. B. Roggenvollkornbrot, Haushaltszucker, Ananas, Rote Bete, Apfelsaft). Einen GI unter 55 haben Lebensmittel, nach deren Verzehr der Blutzucker nur flach und gering ansteigt (z. B. Milch, Joghurt, Nudeln, Hülsenfrüchte, Blattgemüse, Salzkartoffeln). Fleisch, Fisch sowie Fette und Öle haben keinen glykämischen Index. Allerdings schwanken die Angaben zum GI erheblich und gelten nur für das einzelne Lebensmittel, nicht für die ganze Mahlzeit. Das aber macht die praktische Anwendung dieses Maßes in der alltäglichen Ernährung zum Problem! Werden nämlich gleichzeitig mehrere kohlenhydratreiche

Lebensmittel verspeist, beeinflussen sich diese gegenseitig in ihrer Wirkung auf den Blutzuckerspiegel. Außerdem spielen nahrungsspezifische und physiologische Aspekte eine Rolle, etwa die Häufigkeit der Nahrungsaufnahme, die Zusammensetzung des Lebensmittels und der Mahlzeit, der Grad der Verarbeitung, die technologische Aufbereitung, die Anwesenheit von Enzyminhibitoren, Essgeschwindigkeit und Zerkleinerungsgrad der Nahrung sowie der Gehalt weiterer Makronährstoffe in der Nahrung.

Deshalb ist es besser, neben dem Anstieg der Glukosekonzentration auch die Insulinausschüttung nach dem Verzehr kohlenhydrathaltiger Speisen zu berücksichtigen. Man spricht hier von der »Glykämischen Last« (GL). Sie berechnet sich aus dem GI unter Berücksichtigung des Kohlenhydratgehalts der Lebensmittel (GI/100 x verwertbare Kohlenhydratmenge in Gramm pro Portion [z. B. 1 Apfel] eines Lebensmittels). Der GL ist ein wichtiges Maß in Hinblick auf den Insulinspiegel, da es zum Beispiel Lebensmittel gibt, die einen relativ hohen GI haben, aber aufgrund des niedrigen Kohlenhydratgehalts nur zu einer geringen Insulinausschüttung führen (zum Beispiel gekochte Möhren). Eine geringe Insulinausschüttung ist im Hinblick auf die Fettleber wichtig.

Das sollten Sie wissen!

Mit Saurem die Darmflora aufpäppeln

Essen Sie ab und zu Sauerkraut, um Ihre Darmflora günstig zu beeinflussen. Das saure Gemüse ist dank der darin enthaltenen hohen Zahl an Milchsäurebakterien für den Darm ein wahres Lebenselixier! Allerdings müssen Sie das Kraut schon roh verspeisen, weil die Bakterien durch Erhitzen absterben. Auch anderes milchsauer vergorenes Gemüse wie Mixed Pickles, eingelegte Paprika und saure Gurken, ebenso milchsaure Produkte wie Joghurt, Kefir und Buttermilch haben diese »guten« Bakterien zu bieten.

Und noch ein Tipp, um für ein ausgewogenes Milieu im Darm zu sorgen: Das im Knoblauch enthaltene Allicin trägt ebenfalls zu einer gesunden Darmflora bei.

Sekundäre Pflanzenstoffe – Zellschutz auch für die Leber

Neben einer ausreichenden Zufuhr von Ballaststoffen tun Sie Ihrer Gesundheit auch mit sekundären Pflanzenstoffen, wie sie zum Beispiel als Farbstoffe in Obst und Gemüse reichlich vorhanden sind, etwas Gutes. Sekundäre Pflanzenstoffe zeichnen sich durch eine Vielzahl an Schutzfunktionen für den menschlichen Körper aus: Sie stärken das Immunsystem, bekämpfen Krankheitserreger und wirken insbesondere den sogenannten

Das sollten Sie wissen!

Gute Quellen für sekundäre Pflanzenstoffe

Bei einer gesunden Mischkost nimmt man am Tag schätzungsweise 1,5 g sekundäre Pflanzenstoffe zu sich. Setzen Sie die folgenden pflanzlichen Nahrungsmittel regelmäßig auf Ihren Speiseplan, um von der Schutzwirkung der verschiedenen Inhaltsstoffe zu profitieren:

► Carotinoide: Möhren, Brokkoli, Grünkohl, Spinat, Tomaten (auch Tomatenpaste und -sauce), Pfirsiche und Kürbis

► Flavonoide: Kirschen, Pflaumen, Beeren, Äpfel, Rotkohl, grüner Tee

► Sulfide: Knoblauch, Zwiebeln, Lauch und Schnittlauch

► Phytoöstrogene: Sojabohnen, Weizenvollkorn und Leinsamen

► Saponine: Hülsenfrüchte wie Sojabohnen, Linsen und Kichererbsen

► Glucosinolate: alle Kohlarten, Rettich, Radieschen, Kohlrabi, Senf, Meerrettich und Kresse

► Phytosterine: Sonnenblumenkerne, Nüsse, Sesam und Sojaöl

► Protease-Inhibitoren: Getreide

► Terpene: zum Beispiel Menthol in Pfefferminze und Kümmelöl in Kümmel freien Radikalen entgegen. Das sind hochreaktive Sauerstoffverbindungen, die durch viele Stoffwechselvorgänge, aber auch durch schädliche äußere Einflüsse wie Rauchen, Stress oder UV-Strahlung entstehen und von denen unser Organismus ständig attackiert wird. Das gilt auch für die Leberzellen. Sekundäre Pflanzenstoffe helfen dem Körper, mit diesen Angreifern fertig zu werden.

Mit einer Ernährung, die auf eine bunte Mischung von Obst und Gemüse setzt, nehmen Sie reichlich von diesen Schutzstoffen auf. Ganz wichtig ist allerdings, dass Sie die Gesamtheit der Inhaltsstoffe zu sich nehmen und nicht isoliert zum Beispiel Vitamin C oder Vitamincocktails schlucken. Ein ungeschälter Apfel schützt also mehr als reines Vitamin C.

Eiweiß – Menge und Ausgewogenheit zählen

Eiweiße (Proteine) dienen vor allem als Baustoff für den Aufbau körpereigener Proteine, zum Beispiel Muskelproteine, und sind unter anderem auch für die Bildung von Hormonen und Enzymen sowie als Bestandteil von Membranen unentbehrlich. Darüber hinaus sind sie als Antikörper und Gerinnungsfaktoren an der Immunabwehr beteiligt.

Das Körpereiweiß ist aus 20 verschiedenen Aminosäuren aufgebaut. Acht dieser Aminosäuren kann der Körper nicht selbst bilden, sie müssen mit der Nahrung aufgenommen werden. Diese essenziellen Aminosäuren sind häufiger in tierischem als in pflanzlichem Protein enthalten. Deshalb ist pflanzliches Protein dem tierischen qualitativ unterlegen. Allerdings hat tierisches Eiweiß den Nachteil, dass mit ihm mehr Fett als Begleitstoff aufgenommen wird. Aus diesem Grund müssen Sie auf ein ausgewogenes Verhältnis zwischen tierischem und pflanzlichem Eiweiß in Ihrer Ernährung achten.

Nehmen Sie als Gesunder täglich etwa 0,8 Gramm Eiweiß je Kilogramm Körpergewicht zu sich. Kinder, die sich noch im Wachstum befinden, benötigen jedoch mehr. Am besten prägen Sie sich ein, dass ein viertel Liter Milch etwa 9 Gramm Eiweiß und 250 g Vollkornbrot rund 20 g Eiweiß liefern. Vermeiden Sie ein Zuviel oder Zuwenig an Eiweiß – beides schadet nämlich Ihrer Gesundheit. Ist die Eiweißzufuhr über längere Zeit ungenügend, können sich Wasseransammlungen im Gewebe (Ödeme), Abbau von Muskelmasse und ein geschwächtes Immunsystem ergeben. Bei zu hoher Eiweißzufuhr wird das Eiweiß dagegen als Energielieferant genutzt (ein Gramm Eiweiß liefert vier Kilokalorien). Das ist eher nachteilig, weil beim Abbau des stickstoffhaltigen Eiweißes das für die Leber schädliche Ammoniak entsteht (siehe Seite 19, 21). Das Ammoniak muss außerdem von der Leber so aufbereitet werden, dass der Körper es über die Nieren ausscheiden kann. Für den Organismus und insbesondere die Nieren ist das eine unnötige Belastung. Schränken Sie deshalb gegebenenfalls den Verzehr von Fleisch und Wurst ein, um Ihre Eiweißzufuhr zu drosseln – obendrein sparen Sie dann auch noch Fett ein.

Fett – nicht grundsätzlich schlecht

Der dritte und energiereichste Hauptnährstoff neben Kohlenhydraten und Eiweiß ist Fett. Unser Körper braucht Fett. Ohne Fett gäbe es keine intakten Zellmembranen, den Knochen stünde kein Vitamin D zu ihrem Aufbau und Erhalt zur Verfügung, und der Körper könnte keine Geschlechtshormone wie Östrogen und Progesteron zur Fortpflanzung produzieren (tatsächlich ist an den Tagen des weiblichen Zyklus, an denen diese Hormone vermehrt gebildet werden, der Appetit auf Fett besonders groß). Fett ist außerdem nötig, damit der Körper die – neben Vitamin D – anderen fettlöslichen Vitamine A, E und K verwerten kann.

Dennoch hat Fett ein »schlechtes Image«. Verantwortlich dafür ist das in Verruf geratene Cholesterin, eine fettähnliche Substanz, die hauptsächlich in der Leber gebildet, aber auch mit der Nahrung aufgenommen wird.

Cholesterin: Freund und Feind

Cholesterin ist jedoch nicht gleich Cholesterin! Einerseits ist diese Substanz unverzichtbar für die Haut und die Gallensäuren, die für die Fettverdauung unerlässlich sind. Cholesterin dient darüber hinaus der Isolierung der Nerven, aktiviert und transportiert Vitamin D (bei ausreichender Sonneneinstrahlung ist der Körper in der Lage, aus Cholesterin die Vorstufe von Vitamin D zu bilden), es sitzt in den Außenmembranen aller Körperzellen und hält die Blutkörperchen elastisch und flexibel. Cholesterin

Wer es genauer wissen will

LDL-Cholesterin: Warum die fettreichen Kügelchen so riskant sind

Hinter den Bezeichnungen LDL und HDL verbergen sich kleine Eiweiß-Fett-Kügelchen, sogenannte Lipoproteine. Da Blut im Wesentlichen aus Wasser besteht, das sich mit Fett nicht vermischt, wird das Cholesterin im Körper von diesen Lipoproteinen transportiert. LDL (Low Density Lipoproteins) sind Lipoproteine geringer Dichte, HDL (High Density Lipoproteins) sind Lipoproteine hoher Dichte. LDL befördert etwa 75 Prozent des Cholesterins im Blut. HDL transportiert dagegen das Cholesterin aus den Gewebezellen zur Leber zurück, wo es abgebaut wird. Die fettreichen LDL-Pakete stellen deswegen ein so hohes Risiko für Herz und Kreislauf dar, weil sie an der Bildung von Ablagerungen, sogenannten arteriosklerotischen Plaques, in der Gefäßwand beteiligt sind. Ursache für einen Überschuss an LDL im Blut ist häufig eine zu fett- und zuckerreiche Ernährung, es kann sich aber auch um einen erblichen Gendefekt (familiäre Hypercholesterinämie) handeln.

stellt auch die Vorstufe der Steroidhormone dar, zu denen Androgene und Östrogene sowie die Hormone der Nebennierenrinde, vor allem Cortisol und Aldosteron, gehören. Da der Körper Cholesterin selbst produzieren kann – und zwar angepasst an den Bedarf des Organismus –, ist eine zusätzliche Aufnahme über Nahrungsmittel normalerweise nicht nötig.

So weit, so gut. Schädlich wird Cholesterin für den Körper erst dann, wenn es in zu großer Menge im Blut kursiert. Hierbei kommt es aber nicht auf die Gesamtmenge an Blutcholesterin an, sondern relevant sind die Blutfettwerte (Lipidwerte) von »gutem« HDL- und »schlechtem« LDL-Cholesterin sowie deren Verhältnis. Insbesondere ein hoher LDL-Cholesterinspiegel ist ein Risikofaktor für Arteriosklerose und Herzinfarkt und trägt auch zur Bildung einer Fettleber (siehe Seite 33 ff.) sowie von Gallensteinen (siehe Seite 146 ff.) bei.

Für Gesunde mittleren Alters gilt ein LDL-Wert über 150 mg/dl als erhöht, wenn Risikofaktoren bestehen, liegt die Grenze bei 130 mg/dl. Wer bereits einen Herzinfarkt erlitten oder einen Bypass hat, bei dem sollten die Werte unter 100, am besten zwischen 70 und 80 mg/dl liegen.

Das sollten Sie wissen!

Auch zu viel Zucker erhöht den Cholesterinspiegel

Wer in hohem Maß mit kalorienreichen Süßungsmitteln wie Haushaltszucker und Fruktose versetzte Getränke – sogenannte Softdrinks – und Fertignahrungsmittel konsumiert, trägt massiv zu einer Verschlechterung seiner Lipidwerte bei, wie eine US-Bevölkerungsstudie erneut bestätigt hat. Die guten HDL-Werte verringern sich, die schädlichen LDL-Werte steigen an: So erhöht sich das Risiko für Herz-Kreislauf-Erkrankungen.

Tipp: Regelmäßiger Sport hat einen LDL-senkenden beziehungsweise HDL-erhöhenden Effekt.

Beim Fett gilt: Qualität vor Quantität

Wenn Sie sich gesund ernähren möchten, müssen Sie Fett nicht grundsätzlich aus Ihrer Speisekammer verbannen, aber neben der Menge sollte auch die Art des Fettes stimmen. Treten Sie deshalb Ihrer Leber zuliebe nicht nur auf die Fettbremse, sondern achten Sie auch auf die Zusammensetzung der Fette.

Es wird zwischen gesättigten, einfach ungesättigten und mehrfach ungesättigten Fettsäuren unterschieden. Diese Begriffe haben mit dem strukturellen Aufbau der Fettsäuren zu tun. Gesättigte Fettsäuren finden sich zum Beispiel in Butter, Hartkäse, Sahne, Schmalz, Rindertalg, Fleisch und Wurstwaren sowie in Kokosnussfett und Palmkernfett. Laut DGE sollten die täglich mit der Nahrung aufgenommenen gesättigten Fettsäuren höchstens zehn Prozent der Nahrungsenergie ausmachen.

Zu den mehrfach ungesättigten Fettsäuren gehören zum Beispiel Omega-3-Fettsäuren. »Es ist wichtig und sinnvoll, Omega-3-Fettsäuren mit der Nahrung zu sich zu nehmen, aber es ist für die meisten Menschen nicht ratsam, zusätzlich noch Omega-3-Fettsäure-haltige Nahrungsergänzungsmittel zu verwenden«, rät der Frankfurter Mediziner Dr. Jörg Bojunga. Inzwischen gibt es nämlich Hinweise darauf, dass ein erhöhter beziehungsweise übermäßiger Fischöl-Konsum auch gesundheitsschädlich sein kann. In der Natur kommen Omega-3-Fettsäuren besonders in fettreichen Seefischen, Fischtran, Walnüssen und Brokkoli vor.

Nach neuesten Forschungsergebnissen sind es wohl eher die im Leberfett von Fischen enthaltenen Furanfettsäuren (auch F-Säuren genannt), die beim Fischverzehr positiv zu Buche schlagen.

Da F-Säuren nur in Spuren in Meerestieren enthalten sind, war man zunächst der Meinung, sie könnten aufgrund der geringen Menge eigentlich keinen gesundheitsförderlichen Effekt haben – Irrtum! Meerestiere wie Makrele, Lachs oder Thunfisch bilden diese Säuren nicht selbst, sondern fressen sie mit ihrer Algennahrung. Zuchtfisch enthält deshalb keine F-Säuren.

Das sollten Sie wissen!

Öl ist ein sehr empfindliches Nahrungsmittel

Wenn essenzielle Fettsäuren Licht, Wärme oder Luft ausgesetzt werden, kommt es leicht zu Zersetzungsprozessen. Es entstehen freie Radikale, die Leber und Immunsystem belasten und die Zellmembranen beschädigen können (siehe Seite 113). Auch wenn Öle in der Küche auf hohe Temperaturen erhitzt werden (z. B. beim Braten) und insbesondere dann, wenn dasselbe Fett mehrfach erhitzt wird (z. B. beim Frittieren), werden Fettsäuren zerstört, und es bilden sich gesundheitsschädliche Transfettsäuren (siehe Seite 121). Besonders empfindlich sind Öle mit einem hohen Gehalt an mehrfach ungesättigten Fettsäuren (siehe Tabelle Seite 120).

Gut geeignet zum Schmoren und Braten ist zum Beispiel natives Olivenöl. Denn aufgrund seines hohen Anteils an einfach ungesättigten Fettsäuren und weil es reichlich Vitamin E als natürlichen Fettbegleitstoff enthält, ist es bei hohen Temperaturen relativ stabil. Die Fettsäuren zersetzen sich dann nicht so schnell.

Anteil der Fettsäuren in Speiseölen und -fetten

Angaben in Prozent

Öl/Fett	gesättigte Fettsäuren	einfach ungesättigte Fettsäuren	mehrfach ungesättigte Fettsäuren
Distelöl	10	13	77
Walnussöl	10	16	74
Leinöl	10	18	72
Sojaöl	15	21	64
Sonnenblumenöl	12	24	64
Maiskeimöl	15	33	52
Kürbiskernöl	20	28	52
Sesamöl	13	42	45
Erdnussöl	19	37	44
Rapsöl	13	56	31
Olivenöl	15	74	11
Palmöl	52	38	10
Schweineschmalz	41	49	10
Rindertalg	52	44	4
Butter	64	33	3
Palmkernöl	83	15	2

Transfettsäuren: Billiges Fett als Gesundheitsrisiko

Gesundheitsschädliche Transfettsäuren, wie sie sich beim starken Erhitzen von Pflanzenölen bilden können (siehe Infokasten Seite 119), entstehen auch bei der industriellen Fetthydrierhärtung von Ölen, ein Verfahren, das bei der Herstellung von Margarine und Back- und Bratfetten zum Einsatz kommt. Diese gehärteten Fette werden in der Nahrungsmittelindustrie vor allem in Gebäck, Kartoffelchips, Pommes frites oder Fast-Food-Produkten weiterverarbeitet. Der Gehalt an Transfettsäuren in Margarine hat sich in den letzten Jahren allerdings deutlich verringert, weil die Hersteller die Produktionsprozesse geändert haben.

Transfettsäuren treten aber auch von Natur aus in allen Wiederkäuer-Produkten wie Rindfleisch, Milch und Käse auf. In diesen Produkten ist der Anteil der Transfettsäuren am Gesamtfett jedoch deutlich niedriger als zum Beispiel bei Pommes frites. Sie sind warscheinlich unbedenklich.

Wenn Ihnen Ihre Gesundheit lieb und teuer ist, sollten Sie einen möglichst großen Bogen um die Transfettsäuren in industriell gefertigter Nahrung machen. Sie fördern Entzündungsreaktionen im Körper, verstärken Übergewicht und verschlechtern die Werte des schädlichen LDL-Cholesterins (siehe Seite 116). Da inzwischen erwiesen ist, dass ein Herzinfarkt die Folge einer chronischen Entzündung in der Blutgefäßwand ist, können Transfettsäuren ebenso wie das LDL-Cholesterin das Herzinfarktrisiko erhöhen. Bereits geringe Mengen können hier schädlich sein.

Außerdem verursachen Transfettsäuren Schäden an der Zellwand sowie an den zelleigenen Energiekraftwerken, den Mitochondrien. Dadurch werden die Enzymsysteme und die Energieproduktion beeinträchtigt – gerade auch das für die Entgiftung in der Leber so wichtige Enzymsystem! Die »klebrigen« Transfettsäuren verschlechtern zudem den Blutfluss, was die Bildung von Blutgerinnseln begünstigt.

Das sollten Sie wissen!

Leberstärkende Nahrungsmittel und Gewürze

Um die Leber zu stärken, ist es grundsätzlich ratsam, bitterstoffreiche Nahrungsmittel zu verzehren. Die Bitterstoffe stimulieren die Ausschüttung der Gallensäfte, wodurch sich die Verdauung von Eiweißen, Kohlenhydraten und Fetten verbessert. Zu den bitterstoffreichen Gemüsesorten gehören Chicorée, Radicchio, Endiviensalat, Rettich, Radieschen, Löwenzahn und Artischocke (siehe auch Seite 137). Wem die Prozedur, frische Artischocken zu kochen, zu aufwendig ist, der kann zu konservierten Artischockenherzen und -böden greifen. Sie enthalten zwar weniger Vitamine als das frische Gemüse, aber genauso viel vom leberschützenden Bitterstoff Zynarin. Auch Kräuter wie der Gelbe Enzian, Engelwurz oder Angelika, Bockshornklee, Gelbwurz, Schafgarbe oder Benediktenkraut sind reich an Bitterstoffen.

Wenn Sie bei der Zubereitung von Speisen die richtigen Gewürze verwenden, können Sie die Leber zusätzlich bei ihrer

Entgiftungsarbeit unterstützen: Ingwer, Meerrettich, Pfeffer, Zimt (bitte nur in geringen Mengen verwenden!) und Nelken stimulieren die Leber.

Bei den Früchten, die der Leber guttun, stehen Äpfel ganz oben auf der Liste. Da sie reichlich Carotinoide enthalten, die die Zellen vor freien Radikalen schützen, sollten Sie täglich mindestens zwei ungespritzte Äpfel (möglichst aus dem Bioladen) essen – und zwar ungeschält, denn gerade in der Schale befinden sich viele wichtige Vitamine und Mineralstoffe. Auch Aprikosen sind eine gute Wahl. Sie warten ebenfalls mit zahlreichen Carotinoiden auf, außerdem wurde in Aprikosen Pantothensäure nachgewiesen, die den Fettabbau im Körper aktiviert. Auch die Zitrone fördert indirekt den Fettabbau. Wenn Sie eine Zitrone auspressen, um den Saft zu verwenden, dann sollten Sie darauf achten, möglichst viel vom Fruchtfleisch zu erwischen, denn darin sind wertvolle Bioflavonoide enthalten.

Dos and Don'ts für eine leberfreundliche Ernährung

Hier sehen Sie noch einmal auf einen Blick, was Sie tun und was Sie lassen sollten, um über die Ernährung Leberschäden vorzubeugen beziehungsweise dafür zu sorgen, dass Ihre Leber lebenslang fit und funktionsfähig bleibt:

- Essen Sie fünfmal am Tag Obst und Gemüse. Eine Portion Obst und/oder Gemüse können Sie durch ein Glas Saft ersetzen.
- Knabbern Sie zwischendurch ein paar Nüsse. Walnüsse, Haselnüsse, Erdnüsse oder Macadamianüsse senken den LDL-Wert im Blut.
- Meiden Sie Lebensmittel, die gehärtetes Fett (»Transfette«) enthalten (Zutatenliste studieren!).
- Essen Sie möglichst wenig Fertiggerichte, Fast Food und Konservenkost, da sich darin viele versteckte Fette und/oder reichlich Zucker verbergen.
- Bevorzugen Sie Vollkornprodukte.
- Setzen Sie mageres Fleisch und Fisch, fettarme Milchprodukte und fettarmen Käse auf Ihren Speisezettel.
- Wählen Sie schonende Zubereitungsarten wie Dünsten und vermeiden Sie starkes Anbraten.
- Geizen Sie bei der Zubereitung von Speisen mit Fett. Wenn Sie spezielle Edelstahltöpfe und Grillpfannen verwenden oder im Tontopf, in der Folie oder im Mikrowellenherd garen, kommen Sie mit nur wenig Fett oder sogar ganz ohne Fett aus.

- Verwenden Sie zum Kochen frische Zutaten. Dann kommen Sie in den Genuss wichtiger Nährstoffe, und das Risiko von (fürs Auge noch nicht sichtbaren) Schimmelpilzen, die sich auf und vor allem in länger gelagerten Produkten bilden können, verringert sich.
- Kaufen Sie Ihr Gemüse jahreszeitlich angepasst. Treibhausprodukte sind vitaminärmer als Freilandprodukte.
- Vermeiden Sie hektisches Essen und »Frustessen«.
- Halten Sie Maß beim Alkoholkonsum.
- Denken Sie auch daran, dass Sie Ihrer Leber auch mit dem schnellen Griff zu Medikamenten, durch Schlaf- und Bewegungsmangel und durch chronischen Stress auf Dauer schaden.

Die richtige Ernährung bei Leberverfettung und Fettleber

Wenn Sie unter Leberverfettung leiden oder sich bereits eine Fettleber gebildet hat, sollte alles, was Sie essen, möglichst leberschonend sein. Es ist jedoch keine spezielle Leberdiät nötig. »Gut ist eine Vollkost mit viel Gemüse und Obst, die die allgemeinen Ernährungsrichtlinien der DGE befolgt«, rät Dr. Bojunga. Und fügt hinzu: »Gelegentlich mal ein Glas Rotwein ist in Ordnung. Ist die Fettleber jedoch alkoholbedingt, sollte man Alkohol besser ganz meiden.« Mit den in diesem Buch genannten allgemeinen Ernährungsratschlägen für eine gesunde Leber können Sie folglich nichts falsch machen.

Bei einer Fettleber sollten Sie kalorienreduziert (nicht fettreduziert) essen. Achten Sie darauf, dass Ihre Nahrung Fett, Eiweiß und Kohlenhydrate in einem ausgewogenen Verhältnis enthält (30 Prozent/20 Prozent/50 Prozent). »Das bedeutet, dass Sie täglich 500 bis 600 Kilokalorien einsparen sollten. Es ist aber wichtig, dass Sie nicht mehr als 1,5 Kilogramm pro Woche abnehmen, da dies ansonsten die Fettleber eher verstärkt, das heißt, bitte keine Null- und Blitzdiäten machen«, erklärt Dr. Bojunga.

Wenn zur Fettleber noch Diabetes hinzukommt, müssen die Blutzuckerwerte richtig eingestellt werden, denn bei ständig erhöhtem Blutzucker befinden sich zu viele freie Fettsäuren im Blut. Dies begünstigt wiederum die Leberverfettung. Einfache Kohlenhydrate wie Zucker lassen als schnell verfügbare Kohlenhydrate den Blutzuckerspiegel stark ansteigen und bewirken die Ausschüttung von Insulin. Dieses fördert die Einlagerung von Fetten im Körper. Verzichten Sie daher möglichst auf fruktosehaltige Softdrinks und Limonadengetränke und steigen Sie auf eine vitaminreiche, mediterran orientierte Vollwerternährung mit reichlich Gemüse, frischem Obst und kalt gepressten Pflanzenölen um.

Die richtige Ernährung bei Leberzirrhose

»Die Bedeutung der Ernährung bei Leberzirrhose wird leider noch immer unterschätzt. Dabei ist eine leberangepasste Ernährung genauso Teil der Therapie wie die Einnahme von Medikamenten«, betont der Endokrinologe, Internist, Diabetologe und Ernährungsmediziner Prof. Dr. Hans Hauner vom Else-Kröner-Fresenius-Zentrum für Ernährungsmedizin des Klinikums rechts der Isar in München. Grundsätzlich gelten auch bei Leberzirrhose alle bisher genannten Empfehlungen für eine gesunde, die Leber schonende Ernährung. Aber es gibt doch ein paar Besonderheiten, die Sie unbedingt beachten sollten, wenn Sie an Leberzirrhose leiden.

Zum einen beeinflusst die Leberzirrhose – ganz generell – die Darmfunktion negativ, zum anderen bestehen – ganz individuelle – Unverträglichkeiten gegenüber manchen Nahrungsmitteln. Mit folgenden Beschwerden müssen Sie rechnen: Völlegefühl, Appetitlosigkeit, Bauchschmerzen und Blähungen. Da fettreiche und ballaststoffreiche Speisen nur langsam verdaut werden und somit eine längere Verweildauer im Magen haben, kommt es bei deren Verzehr eher zu den genannten Beschwerden. Weiche und gut gekaute Nahrung wird dagegen schneller verdaut und ist deshalb weniger belastend (siehe auch Tabelle Seite 132 f.).

Wie weit ist die Leberzirrhose fortgeschritten?

Darüber hinaus ist bei einer Leberzirrhose zwischen der kompensierten und der dekompensierten Form zu unterscheiden. Kompensierte Leberzirrhose bedeutet, dass noch keine Komplikationen wie beispielsweise Bauchwassersucht (Aszites), Speiseröhrenkrampfadern (Ösophagusvarizen) mit Blutungen oder hepatische Enzephalopathie (siehe Seite 95) auftreten. Im Fall einer dekompensierten Leberzirrhose kommt es zu einer oder mehreren dieser Komplikationen. Je nachdem, an welcher dieser beiden Formen Sie leiden, unterscheidet sich, wie Sie sich ernähren sollten.

Bei einer kompensierten Leberzirrhose müssen Sie keine spezielle Diät einhalten, solange die Leber in der Lage ist, ihre Aufgaben zu erfüllen. Die empfohlene tägliche Energiezufuhr liegt bei 35 bis 40 Kilokalorien pro Kilogramm Körpergewicht. »Die früher durchgeführte Eiweißreduktion ist veraltet«, erläutert Dr. Bojunga. »Die tägliche Eiweißmenge soll nicht eingeschränkt werden, das heißt, es dürfen sogar täglich 1,3 bis 1,5 Gramm Eiweiß pro Kilogramm Körpergewicht in der Nahrung sein.« Wie viel Eiweiß für Sie persönlich ratsam ist, sollten Sie mit Ihrem Leberspezialisten besprechen. Am besten fragen Sie nach einer Ernährungsberatung durch speziell ausgebildete Fachkräfte. Ansonsten rät Prof. Hauner: »Alles, was Sie als Patient vertragen, können Sie auch essen. Sie müssen selbst austesten, was Sie nicht vertragen.« An eines müssen Sie sich allerdings strikt halten: an absoluten Alkoholverzicht!

Ernährungsempfehlungen bei dekompensierter Leberzirrhose

Sobald die Leberzirrhose in die dekompensierte Form mit ersten Anzeichen einer hepatischen Enzephalopathie übergegangen ist, kann es notwendig sein, die zugeführte Eiweißmenge kurzzeitig zu begrenzen. Wie viel Eiweiß Sie wie lange in welchem Zustand konsumieren dürfen beziehungsweise müssen, sollten Sie direkt mit dem behandelnden Leberspezialisten besprechen, weil die geeignete Menge von verschiedenen Faktoren abhängt. »Es ist eine Gratwanderung. Es darf nicht zu viel Eiweiß sein, weil die Leber das beim Eiweißabbau anfallende Ammoniak nicht mehr ausreichend entgiften kann und das giftige Ammoniak ins Gehirn gelangt. Sie sollten Ihren Ei- und Fleischkonsum reduzieren, da beim Verdauungsvorgang vermehrt Ammoniak entsteht. Andererseits benötigt der Organismus Eiweiß.

Die tägliche Eiweißmenge, die Sie konsumieren dürfen, richtet sich nach dem Schweregrad der hepatischen Enzephalopathie. »Nur noch bei schweren Formen wird vorübergehend eine Eiweißreduktion durchgeführt«, betont Dr. Bojunga. Wenn die hepatische Enzephalopathie abklingt, kann die Eiweißmenge langsam gesteigert werden.

Fehl- und Mangelernährung vermeiden

Eiweiß aus Milch und Milchprodukten sowie pflanzliches Eiweiß sind ernährungsmedizinisch günstiger als tierisches Eiweiß aus Fleisch, Fisch und Ei. Am besten ist es, wenn Sie die Eiweißaufnahme gleichmäßig über den Tag verteilen. Sie können Ihre Eiweißversorgung außerdem mittels verzweigtkettiger Aminosäuren (VKAS oder auch BCAAs = Branched Cham Aminoacids) verbessern, wenn Sie bereits eine hepatische Enzephalopathie haben. »Bei einer Eiweißeinschränkung unter 60 Gramm täglich besteht die Gefahr einer Eiweißunterversorgung mit der Folge eines Abbaus körpereigenen Muskeleiweißes. Verzweigtkettige Aminosäuren wie Leucin, Isoleucin und Valin liefern dem Körper bei schwerer Leberzirrhose gut verträgliches Eiweiß, das weniger zu Ammoniak umgebaut wird. VKAS fließen nicht in die Eiweißberechnung ein«, erklärt Prof. Hauner. Verzweigtkettige Aminosäuren werden von Sportlern und Bodybuildern mitunter zum Muskelaufbau eingesetzt. Es besteht die Möglichkeit, diese Präparate übers Internet zu beziehen oder – um ganz auf der sicheren Seite zu sein – in der Apotheke zu bestellen.

Das sollten Sie wissen!

Rat und Hilfe von Ernährungsprofis

Bei einer dekompensierten Leberzirrhose sollten Sie sich unbedingt von einem erfahrenen Ernährungsmediziner oder Diätassistenten beraten lassen, da die Ernährung eine überaus wichtige Rolle für Ihr Wohlbefinden spielt und sich kleine Ernährungsfehler schnell rächen können.

Im Hinblick auf die eingeschränkte Entgiftungsfunktion der Leber bei Leberzirrhose raten Ernährungsexperten, zusätzlich Zinkpräparate (organische Zinkverbindungen wie z. B. Zinkhistidin) morgens nüchtern und abends vorm Schlafengehen einzunehmen. Zinkmangel führt beispielsweise zu einer eingeschränkten Immunfunktion und verzögerten Wundheilung. Häufig kommt es bei Leberzirrhose insgesamt zu einem Mineralstoff- und Vitaminmangel. Daher kann auch eine zusätzliche Einnahme von Vitamin B_1, B_2, B_6 und B_{12} sowie von A, D, E und K hier sinnvoll sein.

Essen Sie außerdem – sofern Sie es vertragen – möglichst ballaststoffreich, da dadurch vermehrt Stickstoff als Bestandteil des Ammoniaks mit dem Stuhl ausgeschieden wird. Bei der Fettzufuhr sollten Sie beachten, dass bei Leberzirrhose Fette schlecht verdaut werden. Das gilt vor allem, wenn Gelbsucht (Ikterus) vorliegt. »In wenigen ganz speziellen Fällen können dann Produkte mit sogenannten MCT-Fetten, das heißt mittelkettige Triglyzeride, verwendet werden. Sie können aber geschmacklich gewöhnungsbedürftig sein«, sagt Dr. Bojunga. Diese Produkte erhalten Sie im Reformhaus, oder Sie können sie über den Versandhandel beziehen. Aufgrund ihrer kurzen Länge sind mittelkettige Triglyzeride auch ohne Gallensäuren und fettspaltende Enzyme absorbierbar.

Weniger Natrium, mehr Kalium

Auch gegen die Komplikationen Bauchwassersucht und Ödeme bei einer dekompensierten Leberzirrhose können Sie über die Ernährung Linderung schaffen: Reduzieren Sie die Natriumzufuhr, das heißt den Genuss von Salz und salzreichen Speisen. Salz bindet nämlich Wasser im Körper, was die Entstehung von Wassereinlagerungen begünstigt. Insbesondere bei Brot, Backwaren, Wurst- und Fleischwaren müssen Sie vorsichtig sein, da deren Natriumgehalt relativ hoch ist. Ein Blick auf das Etikett bei Mineralwasser oder in den Beipackzettel von Medikamenten lohnt sich ebenfalls, wenn man Natrium einsparen möchte. »Wenn Sie akute Wassereinlagerungen haben, ist es für Sie ratsam, die Flüssigkeitszufuhr vorübergehend einzuschränken und die Kochsalzzufuhr gegebenenfalls auf etwa drei Gramm pro Tag zu senken«, rät Prof. Hauner.

Gleichzeitig sollten Sie möglichst kaliumreich essen, da Kalium dem Körper hilft, Salz auszuschwemmen. Kalium ist besonders reichlich in pflanzlichen Lebensmitteln wie Kartoffeln, Gemüse wie Spinat, Erbsen, Grünkohl und Sojabohnen, Weizenkeimen und Weizenkleie sowie Vollkornprodukten enthalten.

Bei Leberzirrhose: gut oder schlecht verträglich?

Relativ gut verträglich	Häufig schlecht verträglich
Weiß- und Mischbrot	Hülsenfrüchte
Milch	Gurkensalat
Buttermilch	frittierte Speisen
Orangensaft	Weißkohl
Kartoffeln	Getränke mit Kohlensäure
Nudeln	Grünkohl
Reis	fette Speisen
Knödel	Paprikagemüse
schwarzer Tee	Sauerkraut
Äpfel	Rotkraut
Bananen	süße und fette Backwaren
Orangen	Wirsing
Honig	Zwiebeln

Marmelade	Pommes frites
Tomaten	hart gekochte Eier
Spinat	frisches Brot
Blattsalat	Bohnenkaffee
Schnittkäse	Krautsalat
Schimmelkäse	Mayonnaise
Camembert	Kartoffelsalat
Butter	Geräuchertes
	Eisbein
	stark gewürzte Speisen
	gebratene Speisen
	Birnen
	Spirituosen
	Rotwein
	Pilze
	Lauch

Quelle: Else-Kröner-Fresenius-Zentrum für Ernährungsmedizin, Klinikum rechts der Isar der TU München

Das sollten Sie wissen!

Milchzucker gegen Ammoniak

Bei dekompensierter Leberzirrhose kann es hilfreich sein, täglich Milchzucker einzunehmen. Dieser gelangt ungespalten in den Darm und senkt dort den pH-Wert, was die Bakterienflora im Darm verändert. Dadurch verringert sich die Ammoniakmenge, die von der Leber entgiftet werden muss.

Der Genuss muss nicht zu kurz kommen

Die früher favorisierte Leberschonkost ist also längst vom Tisch. Heute weiß man, dass eine rigorose eiweiß- und fettarme Diät der erkrankten Leber keinen Nutzen bringt. Sie brauchen also nicht zu darben, und der Genuss muss keineswegs zu kurz kommen, wenn Sie an einer Fettleber oder einer kompensierten Leberzirrhose leiden. Ganz im Gegenteil: Sie können aus einer großen Palette schmackhafter Speisen auswählen, die sich schnell und einfach zubereiten lassen. Im Prinzip können Sie jedes Kochbuch verwenden, das Wert auf eine gesunde, vitamin- und ballaststoffreiche Vollwertkost legt. Einen besonderen Tipp zu leberfreundlichen Rezepten finden Sie im Anhang.

Getränke, die die Leber schonen

Dass Alkohol für die kranke Leber Gift ist, dürfte inzwischen klar sein. Deswegen sind alle alkoholischen Getränke bei Fettleber oder Leberzirrhose tabu! Um Ihr wichtigstes Entgiftungsorgan nicht überzustrapazieren, sollten Sie auch kein stark kohlensäurehaltiges Mineralwasser trinken. Der ideale Durstlöscher ist stilles Mineralwasser oder Leitungswasser.

Gut verträglich sind in der Regel auch schwarzer Tee und Kräutertee. Gemüse- und Fruchtsäfte sind ideal, um den Körper mit Vitaminen und Mineralstoffen zu versorgen. Morgens ein Glas Fruchtsaft(-schorle) schmeckt nicht nur köstlich, sondern liefert neben den gesunden Inhaltsstoffen auch gleich Energie für den Tag. »Allerdings sollten Sie die ›echten‹ Fruchtsäfte und nicht Fruchtnektar oder Fruchtsaftgetränke nehmen. Der Fruchtgehalt und damit auch die Mengen an enthaltenen natürlichen Vitaminen, Mineralstoffen und vor allem an sekundären Pflanzenstoffen, zum Beispiel den Polyphenolen, ist höher«, rät die Ökotrophologin Antje Gahl, Pressesprecherin der Deutschen Gesellschaft für Ernährung (DGE). Sogenannte ACE-Säfte, denen zusätzlich zum natürlichen Vitamingehalt noch die Vitamine C und E sowie Betacarotin beziehungsweise Provitamin A zugesetzt wurden, sind nicht empfehlenswert. Diese Zusätze sind nicht nötig, und Sie können sie viel besser durch ausreichende Mengen Gemüse und Obst aufnehmen.

Doch aufgepasst: Reine unverdünnte Fruchtsäfte mit 100 Prozent Fruchtgehalt sind nicht als Durstlöscher geeignet, denn sie enthalten je nach Frucht bis zu zehn Prozent Fructose. Der fruchteigene Zucker lässt zwar im Unterschied zum Haushaltszucker den Blutzuckerspiegel nicht ansteigen, doch dafür schnellen die Werte für gesundheitsschädliches LDL-Cholesterin und Triglyzeride im Blut hoch. Deshalb sollten Sie täglich nicht mehr als zwei kleine (!) Gläser (300 ml pro Tag) unverdünnten Fruchtsaft trinken. Zum Durstlöschen verdünnen Sie Fruchtsäfte am besten im Verhältnis 1:1 bis 1:3. Da Softdrinks wie beispielsweise Limonade große Mengen Zucker zugesetzt werden und sie überdies auch Fruktose enthalten, sollten sie möglichst vermieden werden. Auch Wellness-Tee-Mixgetränke enthalten oft reichlich Zucker und sind als leberschonende Getränke nicht geeignet.

Wer es genauer wissen will

Säfte: Was ist was?

Fruchtsaft: Stammt zu 100 Prozent aus dem Fruchtsaft und Fruchtfleisch der entsprechenden Früchte und ist weder mit künstlichen Stoffen (z. B. Farbstoffe, Konservierungsstoffe) versetzt noch mit Wasser verdünnt. Maximal 15 Gramm Zucker pro Liter dürfen als »Korrekturzuckerung« ohne Angabe in der Zutatenliste zugesetzt werden, wenn die Ausgangsfrüchte einen wetterbedingten Mangel an Zucker aufweisen (Ausnahme: Traubensaft, Birnensaft). Bei Fruchtsäften aus sauren Früchten wie Zitronen oder Johannisbeeren darf der Zuckerzusatz höher liegen. Vitamin C darf in beliebiger Höhe zugesetzt werden.

Fruchtnektar: Der Fruchtsaftgehalt liegt je nach Obstsorte zwischen 25 und 50 Prozent (Zitrone und Johannisbeere: 25 Prozent, Kirsche: 35 Prozent, Aprikose: 40 Prozent, bei Apfel, Traube, Multivitaminsaft jeweils 50 Prozent). Der Rest besteht aus Wasser. Bis zu 20 Prozent Zucker dürfen zugesetzt werden, weiterhin Milchsäure, Zitronensäure und Ascorbinsäure (Vitamin C).

Fruchtsaftgetränke: Der Fruchtanteil liegt je nach Obstsorte bei mindestens 6 bis 30 Prozent (mindestens 30 Prozent Fruchtsaft bei Kernobst oder Trauben, mindestens 6 Prozent bei Zitrusfrüchten und mindestens 10 Prozent bei anderen Früchten). Die restlichen Zutaten sind Zuckerwasser sowie weitere Lebensmittelzusatzstoffe.

Bitterstoffreiche Pflanzen als Fitmacher für die Leber

Machen Sie sich die Heilkraft der Natur für den Leberschutz zunutze. Es gibt mehrere Heilpflanzen, die die Leberfunktion positiv beeinflussen.

Mariendistel: Dieses Kraut ist ein traditionelles Lebertonikum. Der im Hinblick auf die Leber wichtigste Inhaltsstoff der Mariendistelfrüchte ist das Silymarin. Es wirkt entzündungshemmend und ist ein Zellstabilisator, der die Leber gegen Toxine schützt. Silymarin unterstützt die Reparatur und Regeneration von bereits geschädigten Leberzellen und stimuliert zudem die Neubildung von Leberzellen. Die Pflanze ist wirksam bei einer durch Alkohol und Chemikalien verursachten Fettleber, bei chronischer Hepatitis und Zirrhose sowie einer Gallenstockung. Mariendistel gibt es als Mittel in Kapselform oder als Bestandteil eines Lebertonikums in Pulverform, das in Saft eingerührt wird.

Allergiker aufgepasst: Die Mariendistel gehört zur Familie der Korbblütler.

Artischocken: Dank ihres Inhaltsstoffs Cynarin sind Artischocken echte Fitmacher für Leber und Gallenblase. Außerdem sind sie reich an Vitaminen, Eisen und Magnesium. Das Cynarin lindert Blähungen und Völlegefühl, indem es den Gallefluss anregt. Außerdem stimuliert es die Leberzellen zur Teilung, was die Leberregeneration fördert. Die höchste Cynarinkonzentration findet sich in den Blättern. Für eine Kur allein wird es allerdings nicht reichen, seinen Speisezettel um dieses gesunde Gemüse zu erweitern. Deshalb ist es ratsam, zusätzlich auf Artischockenextrakt in Kapselform (Apotheke) zurückzugreifen. Cynarin sollte über einen Zeitraum von sechs Wochen eingenommen werden, da die Leberzellen so lange brauchen, um sich neu zu bilden.

Allergiker aufgepasst: Die Artischocke gehört zur Familie der Korbblütler.

Löwenzahn: Löwenzahn wird zumeist nur als Unkraut angesehen. Doch weit gefehlt – die Wurzeln und Blätter dieser Pflanze enthalten Bitterstoffe, vor allem das Taraxacin, das den Gallenfluss anregt, die Fettverdauung fördert und die Leber entlastet. Übrigens: Sie müssen den Löwenzahn nicht aus dem Garten holen. Wurzeln und Kraut gibt es in Form von Tee, Pflanzensaft, Tropfen und Dragees auch in der Apotheke.

Kurkuma: Die Heilpflanze *Curcuma longa* soll dank ihres Hauptinhaltsstoffes Curcumin bei Leber-Gallenfluss-Störungen hilfreich sein. Es bremst entzündliche Vorgänge in den Leberzellen und steigert den Gallenfluss. Extrakte sind in der Apotheke erhältlich.

Für alle diese (und andere) pflanzlichen Mittel gilt: Besprechen Sie die Einnahme unbedingt mit Ihrem betreuenden Leberspezialisten. Das gilt auch für alle weiteren in diesem Buch genannten Maßnahmen, die Sie für Ihre Lebergesundheit durchführen, zum Beispiel für die Anwendung von homöopathischen Medikamenten.

Mit Homöopathie eine geschwächte Leber unterstützen

Die Homöopathie behandelt gesundheitliche Beschwerden mit ganzheitlicher Sichtweise und nach dem Prinzip »Gleiches mit Gleichem«: Zum Einsatz kommen Wirkstoffe, die beim gesunden Menschen ein sehr ähnliches Leiden hervorrufen wie jenes, das sie beim Kranken bekämpfen sollen. Auf diese Weise versucht man die Selbstheilungskräfte des Körpers anzuregen. Wenn Sie sich homöopathisch behandeln lassen möchten, sollten Sie zu einem guten Homöopathen gehen, der am besten gleichzeitig auch Schulmediziner ist. Er kennt sowohl die Grenzen der Schulmedizin als auch jene der Homöopathie. Der Homöopath führt zunächst eine ausführliche Anamnese durch, um die individuelle Eigenart eines Menschen festzustellen. Er wird Sie zum Beispiel zu Ihren persönlichen Vorlieben und Gewohnheiten befragen, wie Sie auf Umweltreize reagieren und mit Problemen umgehen. Auf dieser Basis kann er das zu Ihnen passende Konstitutionsmittel finden, also das Mittel, das den ganzen Menschen anspricht.

Folgende Mittel haben sich laut homöopathischer Literatur bei Leberbeschwerden bewährt:

Lycopodium clavatum (Potenz D3, D4 oder D6), Carduus marianus (potenzierte Mariendistel; Potenz D3 oder D4) und Chelidonium (Potenz D4, D6 oder D12).

Der Leber zuliebe mehr Bewegung im Leben

Bewegung ist ein ganz entscheidender Faktor, wenn es darum geht, einer Fettleber und ihren Folgen vorzubeugen oder entgegenzuwirken. Denn Übergewicht stellt einen großen Risikofaktor für die Bildung einer Fettleber dar. Mit Sport können Sie die Fettverbrennung anheizen und so die überflüssigen Pfunde zum Schmelzen bringen.

Die Muskeln beziehen im Grundlagenausdauerbereich (aerober Bereich) ihre Energie vorwiegend über den Fettstoffwechsel, für den sehr viel Sauerstoff benötigt wird. Wenn Sie Sport treiben, um Ihr Gewicht zu reduzieren, sollten Sie deshalb darauf achten, dass Sie in diesem aeroben Bereich trainieren. Dann wirkt sich das Training übrigens nicht nur auf die Fettverbrennung, sondern auch auf den Blutdruck positiv aus.

Im intensiven Ausdauerbereich wird der erhöhte Energiebedarf zusätzlich über den aeroben Kohlenhydratstoffwechsel abgedeckt. Bei noch höherer Trainingsintensität, also bei sehr großen Anstrengungen (anaerober Bereich), wie sie etwa bei Fitness-Trends wie Bodycombat, Spinning (Indoor-Cycling), Tae-Bo oder Step-Aerobic leicht gegeben sein können, wird das Fatburning dagegen nicht aktiviert, sondern im Gegenteil der Fettstoffwechsel ausgebremst. Deshalb sind diese sehr anstrengenden sportlichen Aktivitäten weniger geeignet, wenn es Ihnen in erster Linie ums Abnehmen geht.

Für ein gezieltes Training im aeroben Bereich lassen Sie am besten bei einem Sportmediziner eine Leistungsdiagnostik vornehmen. Ein Laktatstufentest kann Ihren persönlichen »Übergangsbereich aerob zu anaerob« ermitteln, und der Sportmediziner kann so Ihren optimalen individuellen Trainingspuls feststellen.

Dem Fett davonlaufen

Zwei Sportarten, die sich ohne großen Aufwand regelmäßig in Ihren Alltag integrieren lassen, sind optimal, um möglichst viel Fett zu verbrennen:

Jogging

Jogging stärkt die Muskulatur, kräftigt Herz und Kreislauf und macht den Kopf klar. Dennoch sollten Ungeübte nicht einfach draufloslaufen, sondern vorab einige Tipps beherzigen. Um das Herz nicht zu überanstrengen, sollten Sie es langsam angehen lassen. »Das optimale Tempo beziehungsweise der optimale Trainingspuls für Laufeinsteiger liegt bei 55 bis 60 Prozent der maximalen Herzfrequenz. Nach der Anfangszeit kann eine Steigerung auf 65 Prozent erfolgen. Trainierte Freizeitsportler sollten ihr Lauftempo so wählen, dass sie nicht über 70 Prozent der maximalen Herzfrequenz gelangen«, erklärt der Sportwissenschaftler Prof. Dr. Ingo Froböse von der Deutschen Sporthochschule Köln.

Auch wenn das Herz-Kreislauf-System in der Lage wäre, ein schnelleres Tempo auszuhalten, sollten Sie zunächst zwei bis drei Monate weiterhin langsam laufen, damit sich passive Strukturen wie Bänder und Gelenke anpassen können. Um sicher zu sein, dass Sie unter dem optimalen Trainingspuls laufen, sollten Sie sich am besten im Sporthandel einen Pulsmesser kaufen.

Wer in erster Linie zur Gewichtsreduktion joggt, sollte ganz besonders darauf achten, im Fettverbrennungsbereich und beim optimalen Trainingspuls zu trainieren. »Untrainierte brauchen etwas Geduld, denn der Anteil des Energieverbrauchs bei moderatem Laufen, der durch Fettverbrennung gedeckt wird, ist bei ihnen zunächst gering. Der Rest wird durch Kohlenhydratabbau gedeckt. Trainierte haben die 50-fache Menge an Fettverbrennungsöfen wie Untrainierte«, erläutert Prof. Froböse. Regelmäßiges Training, bei dem Sie nicht außer Atem kommen und sich nebenher noch unterhalten können, wird aber belohnt: Der Körper schaltet früher auf eine relevante Fettverbrennung um.

Einige Menschen schrecken vorm Joggen zurück, weil dabei die Beingelenke mit dem zweieinhalb- bis dreifachen Körpergewicht belastet werden. Wer stark übergewichtig ist, sollte sein Gewicht besser zunächst mit Walken reduzieren. Später kann dann zusätzlich auch gejoggt werden. »Es hat sich gezeigt, dass Laufaktivitäten keine arthrotischen Veränderungen am Kniegelenk hervorrufen. Wichtig ist, dass die Kniemuskulatur kräftig ist. Auch wer bereits Gelenkprobleme hat, kann joggen, da die Gelenke unbedingt Belastung brauchen. Wer bis 24 Stunden nach Belastung keine Reizerscheinungen wie Rötung oder Schmerzen am Knie hat, für den ist Joggen kein Problem«, beruhigt Ingo Froböse. Eine mögliche Alternative ist Aquajogging mit null Gelenkbelastung.

Walking und Nordic Walking

Walking – forciertes Gehen mit besonders betontem Armeinsatz – ist grundsätzlich für jeden geeignet, selbst für Schwangere und Reha-Patienten. Da die Stoßkräfte beim Walken um bis zu zwei Drittel geringer sind als beim Joggen und die Gelenke auf diese Weise geschont werden, ist Walken auch für übergewichtige Freizeitsportler ideal. Außerdem wird die untere Rückenpartie beim Walken gestärkt. Bei Untrainierten verbessert sich die Grundlagenausdauer wesentlich schneller über Walking als über Joggen, da von Anfang an der empfohlene Trainingspuls über eine längere Trainingszeit eingehalten werden kann.

Dennoch ist Walken kein Spaziergang. Man sollte es am besten unter Übungsanleitung erlernen, dann erreicht man auch den gewünschten Trainingseffekt. Nordic Walking, also das Laufen mit Stöcken, hat den Vorteil, dass auch die Oberkörpermuskulatur beansprucht und dabei mehr Energie verbraucht wird (bis zu 400 Kalorien pro Stunde statt etwa 280 Kalorien ohne Stöcke). Walken mit Stöcken verbessert zudem die aufrechte Körperhaltung.

Sowohl Walking als auch Jogging sollte mit Stretching, also gymnastischen Dehnübungen, in der Aufwärmphase kombiniert werden. Stretching ersetzt aber kein Aufwärmtraining. Durch erstes »Eingehen« und »Einlaufen« sollten Sie sicherstellen, dass Ihre Muskeln warm sind, bevor Sie mit Dehnübungen beginnen. Ansonsten besteht bei zu starker Dehnung das Risiko einer Sehnenansatzreizung.

Kapitel 6.
Wenn die Gallenblase Beschwerden macht

»Und jetzt schauen wir uns noch die Gallenblase an.« Diesen Satz werden Sie höchstwahrscheinlich vom Arzt hören, wenn er bei einem Ultraschall im Rahmen eines Vorsorge-Check-ups Ihre Leber begutachtet. Leber und Gallenblase werden oft in einem Atemzug genannt, weil die beiden eine Funktionseinheit bilden. Wenn die Leber überlastet ist, kann es deshalb auch zu Problemen mit der Galle kommen. Aber auch wenn die Fettverdauung nicht richtig funktioniert, verursacht die Gallenblase Beschwerden.

Die birnenförmige Gallenblase, ein unscheinbares Anhängsel der Leber, ist ein Vorratsbehälter für die gelbgrüne Gallenflüssigkeit, von der die Leber täglich etwa einen Liter produziert. Sie liegt zwischen dem Hauptstamm der Gallengänge, die aus der Leber herausführen, und dem Gallengang, der in den Zwölffingerdarm mündet. Nach den Mahlzeiten wird der konzentrierte Gallensaft je nach Bedarf an den Dünndarm abgegeben, damit das Nahrungsfett gut verdaut werden kann. Im Normalfall sind auch größere Speisemengen und fettreiche Mahlzeiten für die Galle kein Problem. Wenn Sie jedoch nach einem reichlichen Essen, das obendrein auch noch ziemlich fett war, ein Druck- und Völlegefühl verspüren und unter Blähungen leiden, dann könnte daran Ihre Gallenblase nicht ganz unschuldig sein.

Volkskrankheit Gallensteine

Die häufigste Erkrankung des Gallensystems sind Gallensteine. So kommt es bei etwa 10 bis 15 Prozent der über 40-Jährigen zur Steinbildung in den Gallengängen (Cholelithiasis). Wer überflüssige Pfunde mit sich herumschleppt, kann bereits im jüngeren bis mittleren Lebensalter »steinreich« sein, denn Übergewicht ist ein wesentlicher Risikofaktor für Gallensteine. Zu allem Überfluss haben Menschen mit Gallensteinen ein um 42 Prozent höheres Risiko, an Typ-2-Diabetes zu erkranken, als Menschen ohne Gallensteine – und zwar unabhängig von Alter, Geschlecht, bauchbetontem Übergewicht und Lebensstilfaktoren wie Rauchen und Alkoholkonsum.

Wie Gallensteine entstehen

Stellen Sie sich eine überzuckerte Tasse Tee vor: Der Tee ist eine übersättigte Lösung, und der Zucker darin löst sich teilweise nicht auf. So ähnlich verhält es sich mit übersättigter Gallenflüssigkeit. Sie enthält neben Wasser (80 Prozent) und Gallensäuren auch Cholesterin, Gallenfarbstoffe (allen voran Bilirubin) als Abbauprodukte des Blutfarbstoffes Hämoglobin sowie zahlreiche Stoffwechselabbauprodukte, Salze und Schleimstoffe.

Solange das Verhältnis von Gallensäuren zum Beispiel zu Cholesterin bei 20:1 liegt, sind alle Inhaltsstoffe der Gallenflüssigkeit gelöst. Sinkt das Verhältnis aber auf 13:1 ab, weil sich zu wenig Gallensäuren oder zu viel Cholesterin in der Lösung be-

Wer es genauer wissen will

Reisende Gallensteinträger: Typhuserreger heften sich an Gallensteine

Typhusbakterien (Salmonella enterica Serovar Typhi) können, auch ohne Krankheitssymptome auszulösen, dauerhaft die Gallenblase infizieren. Die Bakterien eines bestimmten Salmonellentyps bilden einen Biofilm auf den Gallensteinen. Das führt zu einer dauerhaften Besiedelung mit den Typhuserregern. Dank dieser Schleimschicht sind die Bakterien vor der Wirkung von Antibiotika und der körpereigenen Immunabwehr geschützt. Hierzulande ist das Infektionsrisiko gering. Wer allerdings in Länder reist, wo Typhus häufig vorkommt, wie beispielsweise Mexiko, und Gallensteine hat, muss aufpassen. Derzeit ist man dabei, eine Therapie zu finden, mit der sich der schützende Biofilm zerstören lässt.

findet, dann ist die Gallenflüssigkeit mit Cholesterin übersättigt, das Cholesterin fällt aus. Sind auch noch jene Substanzen, die die Kristallisation der Galleninhaltsstoffe hemmen, in zu geringer Konzentration und/oder Schleimstoffe in zu hoher Konzentration vorhanden, begünstigt dies zusätzlich die Ausfällung winzigster Kristalle, Grieß genannt. Ein Problem stellt dieser Grieß deshalb dar, weil er durch Materialanlagerung stetig größer und schließlich zu einem stattlichen Stein in Kieselstein- bis Walnussgröße wird. Etwa 80 Prozent der Gallensteine sind solche Cholesterinsteine. Die Gallensteine, die sich gebildet haben, bleiben nicht immer in der Gallenblase, sondern drängen zu deren Ausgang in Richtung Zwölffingerdarm.

Was bringt die Gallenflüssigkeit ins Ungleichgewicht?

Es gibt eine Reihe möglicher Ursachen beziehungsweise Risikofaktoren für ein gestörtes Gleichgewicht zwischen Gallensäuren und der restlichen »Suppe« und damit für ein Gallensteinleiden. Der größte Risikofaktor ist wie schon erwähnt Übergewicht. Neben einer kalorienreichen, kohlenhydratreichen Ernährung mit hoher Cholesterinzufuhr fördern aber auch Fastenkuren und Radikaldiäten die Bildung von Gallensteinen. Wird nämlich keine Nahrung aufgenommen, entleert sich die Gallenblase nicht regelmäßig, was zur langsamen Verdickung der Gallenflüssigkeit in der Gallenblase führt.

Auch eine ballaststoffarme Ernährung ist ungünstig, weil sie zu einer langsameren Passage der Nahrung im Darm führt. Es kommt dann zu einer erhöhten Aufnahme von Fetten aus dem Blut, insbesondere von Cholesterin.

Wenn Mutter, Vater oder eines Ihrer Geschwister Gallensteine hat, dann haben Sie vermutlich ebenfalls ein erhöhtes Steinrisiko, denn genetische Stoffwechselstörungen können eine verminderte Produktion einer bestimmten Gallensäure oder die vermehrte Produktion von Cholesterin verursachen. Außerdem wurde eine Genvariante für eine »molekulare Pumpe« entdeckt, die das Risiko für Gallensteine deutlich erhöht. Normalerweise sorgt die Pumpe dafür, dass Cholesterin aus der Leber in die Gallenwege befördert wird. Ist dieses Gen geringfügig verändert, arbeitet die Pumpe schneller als normal, sodass in derselben Zeit wesentlich mehr Cholesterin in die Gallenblase gelangt. Dadurch steigt das Risiko für Gallensteine um den Faktor zwei bis drei. Davon betroffen sind rund zehn Prozent der Europäer.

Weiterhin kommt es bei manchen normalgewichtigen Menschen aufgrund einer genetischen Veränderung zu einem Verlust von Gallensäure über den Dickdarm. Normalerweise sind es nur zehn Prozent der gesamten Menge an Gallensäure, die in den Dünndarm gelangen. Die anderen 90 Prozent werden dort resorbiert und wieder der Gallenblase zugeführt. Ist der Verlust an Gallensäure zu groß, überwiegt das Cholesterin in der Gallenflüssigkeit, was die Bildung von Gallensteinen begünstigt.

Erkrankungen wie Diabetes, Leberzirrhose, Schilddrüsenunterfunktion oder eine Überfunktion der Nebenschilddrüse fördern ebenfalls Gallensteine. Bei Frauen können auch die Geschlechtshormone eine Rolle spielen: Diese Hormone werden aus Cholesterin gebildet und dazu abgebaut. Das überschüssige Abbauprodukt wird über die Galle ausgeschieden.

Wie machen sich Gallensteine bemerkbar?

Die meisten Gallensteine verursachen keine oder lediglich geringe Beschwerden. Nur etwa ein Viertel der Betroffenen klagt über Symptome wie Blähungen, Druck- und Völlegefühl oder darüber, dass fette und gebratene Speisen, Kaffee und kalte Getränke nicht vertragen werden, oder es tritt eine Gallenkolik auf.

Das sollten Sie wissen!

Schnelle Hilfe bei einer Gallenkolik

Als Erste-Hilfe-Maßnahme, bevor man sich in ärztliche Behandlung begibt, kann bei einer Gallenkolik ein Wärmewickel helfen: Dazu werden drei Handtücher trichterförmig zusammengerollt und in den Trichter heißes Wasser gegeben, das sich auf die verschiedenen Handtuchlagen verteilt. Die Rolle auf den rechten Oberbauch legen und zusätzlich in wärmende Decken einhüllen.

Auch Pfefferminztee wirkt krampflösend und schmerzlindernd. Den Tee möglichst aus frischen Blättern der Pfefferminze zubereiten, zehn Minuten ziehen lassen, kalt oder warm trinken. In der Apotheke gibt es rezeptfreie Zäpfchen mit Butylscopolamin, die entkrampfend auf die Muskulatur des Verdauungstrakts wirken.

Zu einer Kolik kommt es, wenn ein Stein in die Gallengänge gelangt, wo er als Hindernis wirkt. Dadurch steigt der Druck in den Gallengängen an. Typisch für eine echte Gallenkolik, die ganz plötzlich auftreten kann, sind wellenartige Schmerzen, da sich die Gallenblase immer wieder krampfhaft zusammenzieht, um sich des Steins zu entledigen. Die an- und abschwellenden Schmerzen im Oberbauch sind heftig und strahlen bis in Rücken und Schulter aus. Erbrechen, Schweißausbrüche und Schüttelfrost, Fieber, Gelbsucht und Schwindelgefühle können ebenfalls auftreten.

Eine Gallenkolik sollten Sie nicht zu Hause aussitzen, sondern rasch zum Arzt gehen – nicht nur wegen der Schmerzen, sondern auch aufgrund etwaiger Komplikationen: Es drohen eine Entzündung der Gallenblase, eine Leberschädigung, weil sich die Gallenflüssigkeit in die Leber zurückstaut, ein Darmverschluss sowie eine Entzündung der Bauchspeicheldrüse.

Gallensteine – was tun?

Wie geht es nun weiter, wenn sich Gallensteine gebildet haben? Lautet die Devise »ab unters Messer« oder »abwarten und Tee trinken«? Der Expertenrat ist hier eindeutig: Ein zufälliger Fund von kleinen Gallensteinen oder Gallensteingrieß, ohne dass es bisher zu einer Gallenkolik gekommen ist, muss nicht behandelt werden. Verschließen jedoch, wie in etwa zehn Prozent der Fälle, Gallensteine den Ausführungsgang der Gallenblase oder gelangen sie in die Gallengänge, dann ist die Situation bedenklicher. Staut sich Gallenflüssigkeit in der Gallenblase, weil der Stein den Abfluss blockiert, kann sich die Gallenblase entzünden. Unter dem rechten Rippenbogen machen sich dann konstante starke Schmerzen bemerkbar.

Wenn bereits Gallenkoliken aufgetreten sind, wird die komplette Entfernung der Gallenblase erwogen. Das geht zumeist ohne Bauchschnitt mittels »Schlüssellochchirurgie« (Cholezystektomie). Bald schon könnte die Gallenblasenoperation durch den Bauchnabel Routine werden. Ein Eingriff ist auch nötig, wenn außer Gallensteinen noch Polypen vorliegen, die Gallen-

steine bereits größer als drei Zentimeter sind oder eine sogenannte Porzellangallenblase (siehe Seite 155) vorliegt, da dann das
Krebsrisiko erhöht ist.

Das sollten Sie wissen!

Operieren ja oder nein?

Mitte der 80er-Jahre wurden jährlich etwa 80 000 Gallen-
blasenoperationen durchgeführt. Heutzutage werden rund
190 000 Gallenblasen pro Jahr entfernt. Offenbar besteht die
Tendenz, früher zu operieren, als dies noch vor 20 Jahren der
Fall war. Da dieser Eingriff inzwischen nur noch mit winzigs-
ten Narben verbunden ist, weil es mittlerweile die Möglichkeit der minimalinvasiven, laparoskopischen Entfernung der
Gallenblase gibt, und daher auch weniger Komplikationen
auftreten, scheint sowohl auf Ärzte- wie auf Patientenseite
die Hemmschwelle für einen Eingriff herabgesetzt zu sein.
Außerdem ist die Entfernung der Gallenblase nach derzeitigem Kenntnisstand für den Organismus unproblematisch. Bei
fehlender Gallenblase wird der Gallensaft weiterhin in der Leber produziert und auf direktem Weg von der Leber in den
Zwölffingerdarm abgegeben, allerdings kontinuierlich ohne
Zwischenspeicherung.

Wer es genauer wissen will

Gallensteine aufspüren und entfernen

Um Steine in den Gallengängen aufzuspüren, werden bildgebende Verfahren eingesetzt: die Kernspintomografie (kurz MRT; zur Untersuchung der Gallengänge und des Bauchspeicheldrüsengangs wird die Magnetresonanz-Cholangio-Pankreatikografie MRCP eingesetzt), die Computertomografie (CT), die Endosonografie, bei der an einem Endoskop der sehr kleine Kopf eines Ultraschallgeräts befestigt ist, oder die endoskopisch-retrograde Cholangio-Pankreatikografie (kurz ERCP; eine Sonde wird bis in den Zwölffingerdarm geschoben, an dem sich der Gallenausgang befindet, ein Kontrastmittel gespritzt und anschließend die Gallenwege geröntgt).

Um Gallensteine loszuwerden, gibt es verschiedene Verfahren: Kleine Steine können »auswandern«, nachdem der Mündungsbereich des Gallengangs in den Zwölffingerdarm mit einem kleinen Schnitt erweitert wurde. Endoskopisch lassen sich Gallensteine mit einer Art »Fangkorb« aus den Gallenwegen entfernen. Reine Cholesterinsteine in der Gallenblase unter fünf Millimeter Größe können medikamentös aufgelöst werden (Litholyse). Dieser Vorgang dauert drei Monate bis zwei Jahre und hat eine Erfolgsrate von rund 40 Prozent. Voraussetzung sind freie Gallenwege, damit die Bruchstücke über den Darm ausgeschieden werden können. Bei der Steinzertrümmerung durch Stoßwellen (extrakorporale Stoßwellenlithotripsie, kurz ESWL), einem nichtoperativen Verfahren außerhalb des Körpers, sollten nicht mehr als drei Steine auf einmal »zerschossen« werden.

Häufig treten nach drei bis fünf Jahren erneut Gallensteine auf, wenn nicht mit einer Gewichtsreduktion und Ernährungsumstellung (siehe Seite 158) der Bildung von neuen Steinen vorgebeugt wird.

Gallenblasenentzündung als Folge von Gallensteinen

Ein im Gallengang festsitzender Gallenstein kann eine Dauerreizung der Muskulatur in der Wand des Gallengangs verursachen. Außerdem kommt es aufgrund der Steinblockade zu einem Rückstau von Gallenflüssigkeit, wodurch sich die Gallenblase entzündet. Treten immer wieder kleine Reizungen der Gallenkanäle auf, kann eine solche Gallenblasenentzündung (Cholezystitis) chronisch werden. Die typischen Symptome einer chronischen Gallenblasenentzündung sind Übelkeit, manchmal Erbrechen und insbesondere nach fettreichen Mahlzeiten unspezifische Oberbauchbeschwerden.

Bei einer akuten, druckempfindlichen Gallenblasenentzündung sollten Sie sich schnellstens ins Krankenhaus begeben, da die brüchige Gallenblasenwand platzen kann (vorab ist eine Blinddarmentzündung und Entzündung der Bauchspeicheldrüse auszuschließen). Wurde eine akute Gallenblasenentzündung diagnostiziert, heißt es zwei Tage das Bett hüten sowie krampflösende und schmerzlindernde Medikamente einnehmen. Erst danach wird nach den Ursachen der Entzündung gesucht. Sind Gallensteine dafür verantwortlich, wird wahrscheinlich die Gallenblase entfernt. Damit soll künftigen Reizungen und Entzündungen sowie einer sogenannten Porzellangallenblase, der Vorstufe für Gallenblasenkrebs (siehe Seite 157), vorgebeugt werden. Eine Porzellangallenblase entsteht, wenn sich fibröse Bindegewebsfasern (Narbengewebe) und Kalk in die Gallenblasenwand einlagern und sie dadurch verhärtet.

Wenn sich die Gallengänge entzünden

Staut sich Galle in der Gallenblase, können sich die Gallengänge entzünden. Manchmal sind dafür auch Erreger wie Salmonellen, das Darmbakterium Escherichia coli oder andere Parasiten verantwortlich, die über den Darm, die Pfortader, die Leberarterie oder die Lymphwege in die Gallengänge gelangen. Die Gallenwege haben einen vergleichsweise kleinen Durchmesser – jene in der Leber sind sogar winzig und sehr fein verästelt – und sind deshalb recht anfällig für Gallenstauungen und Entzündungen.

Typische Symptome für eine akute Entzündung der Gallenwege (Cholangitis) sind plötzliches hohes Fieber (Verlauf in Schüben), oft begleitet von Schüttelfrost, Schmerzen unterschiedlichster Intensität im rechten Oberbauch sowie Anzeichen einer Gelbsucht, also eine Gelbfärbung der Haut und des Augenweißes, eine Dunkelfärbung des Urins und eine Entfärbung des Stuhls. Wenn eine endoskopische Untersuchung und die Blutwerte eine Cholangitis bestätigen, wird die Entzündung mit Antibiotika behandelt.

Wer es genauer wissen will

Chronische Erkrankungen der Gallengänge

Es gibt zwei chronische Haupterkrankungen der Gallengänge, die primäre biliäre Zirrhose (PBC) und die primär sklerosierende Cholangitis (PSC). In beiden Fällen handelt es sich um Autoimmunerkrankungen, die zur Verengung beziehungsweise zum Verschluss der entzündeten Gallenkanälchen inner- oder außerhalb der Leber führen. Die Gallenflüssigkeit staut sich, und die Entzündung greift auf das Lebergewebe über, das narbig umgebaut wird. Die Folge ist eine Leberzirrhose (siehe Seite 91), die irgendwann eine Lebertransplantation erforderlich macht.

Die primär sklerosierende Cholangitis tritt meist in Verbindung mit einer gleichzeitig bestehenden chronisch-entzündlichen Darmerkrankung wie zum Beispiel Colitis ulcerosa oder seltener mit einer chronischen Durchfallerkrankung auf und betrifft zu 75 bis 90 Prozent Männer. Der Erkrankungsbeginn liegt im Alter zwischen 25 und 40 Jahren, und die Erkrankung verläuft oft recht unauffällig. Unbehandelt tritt nicht nur eine Leberzirrhose auf, sondern in etwa zehn Prozent der Fälle entwickelt sich ein Gallengangkarzinom.

Die primäre biliäre Zirrhose, bei der sich die entzündeten Gallengänge immer weiter verengen, bis sie schließlich vollständig verschlossen sind, betrifft dagegen zu 90 Prozent Frauen. Unbehandelt entwickelt sich innerhalb von zehn bis zwölf Jahren eine Leberzirrhose.

Wer es genauer wissen will

Gallenblasenkrebs und Gallengangkrebs

Krebs der Gallenblase oder der Gallengänge macht glücklicherweise nur etwa ein Prozent aller Krebserkrankungen aus. Dennoch können langwierige Entzündungen der Gallenblase(nschleimhaut) über die Zwischenstufe Porzellangallenblase (siehe Seite 155) langfristig zu Krebs führen.

Wenn ein Tumor in der Gallenblase den Gallenabfluss behindert, kommt es zu Bauchschmerzen, Gewichtsverlust, Übelkeit und Erbrechen, Müdigkeit und Abgeschlagenheit sowie einer Gelbfärbung von Haut und Augenweiß. Solange der Tumor klein ist, reicht es aus, die Gallenblase zu entfernen. Bei größeren Tumoren muss eine Strahlentherapie erfolgen, die das Tumorwachstum einschränken soll, sowie eine Chemotherapie.

Bösartige Tumore der äußeren Gallengänge stellen eine sehr aggressive Krebsart dar und bleiben lange symptomlos. Die typischen Symptome bei Gallengangkrebs ähneln denen von Gallenblasenkrebs, hinzu kommt ein sehr quälender Juckreiz. Da die Diagnose meist erst im fortgeschrittenen Stadium gestellt wird, ist die Therapie schwierig und eine Operation zur kompletten Entfernung des Tumors oft nicht möglich. Dann sind Maßnahmen nötig, um den durch den Tumor eingeengten Gallengang zu weiten und den Gallenabfluss zu verbessern, wie das Einsetzen eines Stents oder eines Röhrchen-Bypasses oder auch die photodynamische Therapie mit Laserlicht, um das Tumorwachstum zu verlangsamen.

Gallensteinen vorbeugen

Um der Bildung von Gallensteinen effektiv vorzubeugen, sollten Sie bestehendes Übergewicht durch mäßiges Essen und regelmäßigen Sport abbauen. So wie bei Erkrankungen der Leber gilt auch für das Nachbarorgan Galle: Eine gesunde Ernährung ist das A und O, wenn es darum geht, sich vor Problemen zu schützen. Mit dem, was Sie täglich essen, können Sie viel dazu beitragen, dass sich erst gar keine Gallensteine bilden beziehungsweise keine neuen Steine auftreten. Im Prinzip sind die Ernährungsratschläge für den Schutz der Gallenwege die gleichen wie für die Fettleber (siehe Seite 125).

Pflanzen und Kräuter, deren Inhaltsstoffe die Arbeit der Leber unterstützen (siehe Seite 137), sind für die Gallenblase ebenfalls wichtige Helfer, damit sie ihre Verdauungs- und Stoffwechselaufgaben reibungslos erledigen kann. Lesen Sie dazu die entsprechenden Kapitel über die Lebergesundheit.

Die beste Gallensteinprophylaxe: weniger Kalorien und runter mit den Pfunden

Wenn der Arzt bei einer Ultraschalluntersuchung in Ihrer Gallenblase Grieß feststellt oder Sie bereits Gallensteine haben, die aber noch keine Operation nötig machen, dann ist es höchste Zeit, Ihre Ernährung anzupassen. Um die schädlichen überflüssigen Pfunde loszuwerden, wird im Allgemeinen eine sogenannte Reduktionskost beziehungsweise leichte Normalkost empfohlen.

Das heißt, Sie sollten weniger und vor allem cholesterinarm sowie fettreduziert essen, aber Ihre Ernährung sollte viele Vitamine und Ballaststoffe enthalten. Unterm Strich heißt das, dass Sie reichlich Gemüse und Obst auf den Speisezettel setzen sollten; die fette Schweinshaxe wird dagegen gestrichen. Denken Sie auch an eine ausreichende Flüssigkeitszufuhr, wenn Sie sich ballaststoffreicher als früher ernähren: Etwa zweieinhalb Liter täglich sollten es sein, besonders zu empfehlen sind Mineralwasser und Früchtetee (siehe auch Seite 134). Sie können pro Woche circa ein Pfund Gewicht verlieren. So viel dürfen Sie aber nur abnehmen, wenn sich noch keine Gallensteine gebildet haben.

Wer sich kalorienreduziert ernähren sollte, aber auf keinen Fall auf Fett verzichten möchte, kann als Alternative zu herkömmlichen Fetten auf sogenannte MCT-Fette (Medium Chain Triglycerids = mittelkettige Triglyzeride) aus dem Reformhaus zurückgreifen. MCT-Fette haben einen um zehn Prozent geringeren Energiegehalt als andere Nahrungsfette. Sie werden vom Darm leichter aufgenommen, und zwar ganz unabhängig von der Produktion von Gallensäure, und gelangen direkt in die Leber, wo sie schneller als normale Fette abgebaut werden. Dadurch kommt es zu einer kurzfristigen Gewichtsabnahme und zur Verminderung des Körperfetts. Die Betonung liegt allerdings auf »kurzfristig«, denn es handelt sich nur um einen Kurzzeiteffekt! Nach zwei Wochen hat sich der Körper an die MCT-Fette angepasst, sodass danach kein Vorteil mehr gegenüber den normalen Fetten besteht. Da MCT-Fette auch geschmacklich – sie schmecken etwas bitter und scharf – mit den herkömmlichen Fetten nicht mithalten können und es außerdem zu Unverträglichkeitsreaktionen wie Sodbrennen, Erbrechen, Bauchschmerzen und Durchfall kommen kann, stellt sich die Frage, ob Sie sich das wirklich antun möchten. MCT-Fette sind außerdem nicht zum Braten, Backen, Schmoren und Frittieren geeignet.

Das sollten Sie wissen!

Unterstützung für die Gallenblase

Wie für die Leber gibt es auch für die Gallenblase einige natürliche Helfer: Insbesondere wasserlösliche Ballaststoffe, wie sie im Samen und der Samenschale der Spitzwegerichart *Plantago ovata* enthalten sind und die unter dem Namen Indischer Flohsamen oder Psyllium in Reformhaus oder Apotheke frei verkäuflich sind, binden die in der Gallenflüssigkeit enthaltenen Gallensäuren. Die Gallensäuren werden von der Leber aus Cholesterin gebildet und von der Galle zur Fettverdauung an den Darm abgegeben. Der Körper scheidet jedoch nur etwa ein Fünftel der Gallensäuren aus. Der Rest wird wieder zur Leber transportiert, um neue Gallenflüssigkeit zu produzieren.

Das ist der Normalfall. Doch mit Indischem Flohsamen ändert sich die Situation: Die Gallensäuren werden durch die Faserstoffe unlöslich und infolgedessen mit dem Stuhl ausgeschieden. Deshalb ist der Körper gezwungen, neue Gallensäuren zu bilden, wofür Cholesterin aus dem Blut nötig ist. Damit sinkt der Cholesterinspiegel. Auf diese Weise beugt Indischer Flohsamen nicht nur der Bildung von Gallensteinen vor, sondern er kann auch die Blutfettwerte um durchschnittlich 10 bis 20 Prozent senken: Der Spiegel des gefäßschädigenden LDL-Cholesterins im Blut sinkt, der des »guten« HDL-Cholesterins bleibt gleich.

Übrigens: Wer abends vorm Schlafengehen ein Glas Vollmilch trinkt, beugt der Bildung von Gallensteinen vor, weil sich die Gallenblase zur Fettverdauung nochmals entleert. In der Nacht dickt der Gallenblaseninhalt ansonsten etwas ein.

Und noch ein Tipp speziell für weibliche Kaffeetrinker: Jeder vierten Frau, die täglich vier Tassen Kaffee trinkt, bleibt nach derzeitigem Wissensstand eine Operation an der Gallenblase erspart.

Mehr Bewegung tut auch der Galle gut

Wie bei der Fettleber gilt auch bei Gallensteinen, dass eine Gewichtsabnahme nicht allein durch eine Ernährungsumstellung, sondern auch durch vermehrte körperliche Aktivität erzielt werden sollte. Bauen Sie deshalb zukünftig mehr Bewegung in Ihren Alltag ein. Fangen Sie damit an, das Auto ab und zu stehen zu lassen und Besorgungen zu Fuß zu machen. Statt in den Aufzug zu steigen, nehmen Sie Ihrer Gesundheit zuliebe die Treppe. Bauen Sie zügige Spaziergänge in Ihren Alltag ein. Kaufen Sie sich im Sportgeschäft einen Schrittzähler, um kontrollieren zu können, wie viel Sie täglich zu Fuß gehen. Der Mensch sollte am Tag 10 000 Schritte absolvieren. Durch die normalen Alltagsbeschäftigungen kommt man nicht mal in die Nähe dieser Zahl.

Das sollten Sie wissen!

Was die Deutsche Gesellschaft für Ernährung (DGE) rät

Die typische Gallendiät gibt es nicht. Eine gesunde Ernährung ist eine individuelle Angelegenheit, denn jeder Mensch reagiert anders auf bestimmte Nahrungsmittel. Was der eine gut verträgt, bekommt dem anderen überhaupt nicht. Führen Sie deshalb eine Zeit lang ein Ernährungstagebuch, um Ihren persönlichen »Problemlebensmitteln« auf die Spur zu kommen.

Laut DGE sind folgende Nahrungsmittel ganz generell für viele Menschen schlecht verträglich: Hülsenfrüchte, rohe Gurken, frittierte Speisen, Weißkohl und Krautsalat, Grün- und Rotkohl, Wirsing, fettreiche Speisen sowie Paprika in rohem und gekochtem Zustand, Sauerkraut, süße und/oder fettreiche Backwaren, Zwiebeln, Schalotten, Schnittlauch, Knoblauch, Geräuchertes, Mayonnaise, Kartoffelsalat, frisches Brot, Bohnenkaffee sowie kohlensäurehaltige Getränke.

Gut verträglich speziell bei Gallensteinleiden sind: Brot, das einen Tag alt ist, fettarme Milch und Milchprodukte, gekochte und gedünstete Speisen, Marmelade und Honig, wenige, milde Gewürze, magere Wurst, Fisch, Geflügel, Käse bis 30 Prozent Fett i. Tr., weißer Reis, Nudeln, Kartoffeln, Gemüse (vor allem in gekochter Form), Zucker, wenig Butter oder Margarine, in geringen Mengen Öle und fluoriertes Jodsalz.

Das sollten Sie wissen!

Schüßler-Salze bei Gallenleiden

Bei den Schüßler-Salzen handelt es sich um Mineralsalze, die durch homöopathische Potenzierung für die Aufnahme durch die Körperzellen aufgeschlüsselt werden. Die zwölf Funktionsmittel sollen die Selbstregulation des Körpers wiederherstellen, damit der Organismus die benötigten Mineralstoffe aus der normalen Alltagsnahrung besser verwerten kann. Für Probleme mit der Gallenblase ist das Salz Nr. 10 (Natrium sulfuricum) in der Potenz D6 geeignet. Bei akuten Beschwerden wird alle fünf Minuten die Einnahme einer Tablette, bei chronischen Beschwerden drei- bis sechsmal täglich einer bis zweier Tabletten empfohlen.

Natürliche Helfer für einen besseren Gallenfluss

Die Natur stellt einige pflanzliche Helfer bereit, die sich nicht nur auf die Funktion der Leber, sondern auch der Gallenblase positiv auswirken. Dazu gehören Mariendistel, Artischocke, Löwenzahn und Kurkuma (siehe Seite 137). Ihre den Gallenfluss fördernde Wirkung ist teilweise durch Studien belegt. In der Apotheke gibt es fertige Extrakte davon zu kaufen. Sie sollten die Präparate aber nicht einnehmen, wenn Sie bereits Gallensteine haben, ein Verschluss der Gallenwege, schwere Leberfunktionsstörungen oder ein Darmverschluss vorliegen.

Eine gallenflussanregende beziehungsweise entkrampfende Wirkung wird auch dieser Teemischung nachgesagt: 10 g Kümmel, 20 g Javanische Gelbwurz (Kurkuma), 30 g Löwenzahn, 20 g Mariendistelfrüchte, 20 g Pfefferminzblätter mischen und 1–2 Teelöffel davon mit 150 ml heißem Wasser überbrühen. 5–10 Minuten ziehen lassen, abgießen und 2- bis 3-mal täglich trinken.

Aufgepasst: Schöllkraut wird eine anregende Wirkung auf den Gallenfluss und eine schmerzhemmende Wirkung nachgesagt. Bei Einnahme von höher dosierten Präparaten steigen jedoch die Leberwerte an und eine akute Hepatitis kann auftreten. Von Schöllkraut sollten Sie zumindest in höherer Dosierung, am besten aber ganz (ausgenommen in der Homöopathie) die Finger lassen. Es gibt aus Studien deutliche Hinweise auf eine leberschädigende Wirkung dieser Pflanze! Bei Gallensteinen sollten Schöllkrautpräparate sowieso erst nach Rücksprache mit dem Arzt eingesetzt werden.

ANHANG

WICHTIGE LEBERWERTE UND WAS SIE BEDEUTEN

Alpha-Fetoprotein

Alpha-Fetoprotein wird vom ungeborenen Kind in verschiedenen Organen gebildet, beim Erwachsenen jedoch nur noch in geringen Mengen hergestellt. Bei Nichtschwangeren und Männern kann ein erhöhter Wert ein Hinweis auf Leberzellkrebs, Leberzirrhose und gelegentlich auf eine Leberentzündung sein.

Normwerte: Nichtschwangere/Männer bis 10 µg/l

Albumin

Albumin ist ein wichtiges Transporteiweiß für Bilirubin. Es sorgt dafür, dass Bilirubin über die Blutbahn zur Zwischenstation Leber gelangt, wo es für die Ausscheidung über den Darm und die Nieren vorbereitet wird. Albumin hält jedoch auch den Gewebedruck aufrecht und ist für den Flüssigkeitsaustausch unerlässlich. Täglich werden von der Leber etwa zwölf Gramm Albumin produziert. Zu niedrige Albuminwerte treten zum Beispiel bei Leberzirrhose auf. Wird bei einer fortgeschrittenen Leberzirrhose nicht mehr ausreichend Albumin produziert, kommt es zu einem Flüssigkeitsaustritt in das Gewebe, zu Ödemen und der typischen Bauchwassersucht. Erniedrigte Werte finden sich jedoch auch bei Nierenleiden, Durchfall und Mangelernährung.

Normwerte (Blutserum): bis 60. Lebensjahr 35–53 g/l, ab 60. Lebensjahr 30–48 g/l

Alkalische Phosphatase (AP)

Die Alkalische Phosphatase steht für eine Gruppe von Enzymen, die in den Körperzellen zur Durchführung verschiedener biochemischer Reaktionen benötigt werden. Gebildet werden sie in der Leber, in den Gallenwegen und in vielen anderen Organen. Die im Blut gemessene AP ist eigentlich eine Gesamt-AP: Rund 50 Prozent stammen aus der Leber, die andere Hälfte aus den Knochen. Bei etwa zehn Prozent der Bevölkerung stammen zehn Prozent der AP aus dem Dünndarm. Die Alkalische Phosphatase der Leber gibt die Ausscheidungsfunktion der Leber sowie die Durchgängigkeit der Gallenwege an. Dieses Enzym kann aufgrund verschiedener Ursachen erhöhte Werte im Blut annehmen, zum Beispiel wenn die Wände der Gallenkanäle entzündungsbedingt geschädigt wurden und sich die Galle staut, oder auch bei Lebererkrankungen.

Normwerte: Männer 40–129 U/l, Frauen 35–104 U/l

Bilirubin

Wenn roter Blutfarbstoff abgebaut wird, entsteht Bilirubin. Mittels des Transporteiweißes Albumin gelangt Bilirubin über die Blutbahn in die Leber. Um eine Ausscheidung über den Darm und – in geringerem Maße – über die Nieren zu ermöglichen, wird es in der Leber in eine wasserlösliche Form umgewandelt. Ein erhöhter Wert für Bilirubin kann ein Hinweis auf eine akute Leberentzündung (Virushepatitis), auf eine chronische Leberfunktionsstörung (z. B. Leberzirrhose, Leberzellkrebs) sowie auf eine Stauung der Gallenflüssigkeit infolge einer Entzündung oder eines Abflusshindernisses in den Gallengängen sein.

Normwerte (methodenabhängig; für Erwachsene): 0,1–1,2 mg/dl (2–21 µmol/l)

Coeruloplasmin

Coeruloplasmin ist ein in der Leber gebildetes Eiweiß mit Kohlenhydratanteil. Seine Aufgabe ist es, Kupfer im Blut zu transportieren. Ist der Coeruloplasminwert erhöht, kann eine bakterielle Infektion dahinterstecken. Der Wert ist aber auch bei Schwangeren, bei Einnahme der Antibabypille und vor allem unter einer Östrogentherapie bei Frauen über 50 Jahren erhöht. Ein zu niedriger Wert kann dagegen ein Hinweis auf einen angeborenen Coeruloplasmin-Mangel und Morbus Wilson sein.

Normwerte: Männer 22–40 mg/dl, Frauen 25–60 mg/dl, Schwangere bis 130 mg/dl

Cholinesterase (CHE)

Cholinesterase, ein Eiweißkörper, der für die richtige Funktion der Muskelkontraktion notwendig ist, wird in der Leber gebildet. Eine Fettleber, Eiweißverlust sowie Diabetes mellitus führen zu erhöhten CHE-Werten. Erniedrigte Werte können auf einen Schaden des Leberfunktionsgewebes (Parenchym) hinweisen.

Normwerte: Männer/Frauen über 40 Jahre 5320–12 920 U/l, Frauen unter 40 Jahre (nicht schwanger) 4250–11 250 U/l, Frauen unter 40 Jahre (schwanger oder Einnahme der Antibabypille) 3650–9120 U/l

Eisen

Eisen ist ein wesentlicher Bestandteil des roten Blutfarbstoffs, des roten Muskelfarbstoffs und von Enzymen des Zellstoffwechsels. Ein zu niedriger Eisenwert tritt im Zusammenhang mit Eisenmangel (bei gleichzeitig verringertem Ferritin), bei chronischen Entzündungen, Infekten und Tumoren auf. Ein erhöhter Eisenwert kann dagegen auf eine erbliche Hämochromatose, eine schwere Leberzellschädigung oder eine gestörte Blutbildung im Knochenmark hinweisen.

Normwerte: Frauen 23–134 µg/dl (4,1–24 µmol/l), Männer 35–168 µg/dl (6,3–30,1 µmol/l)

Ferritin

Dieser Wert gibt Auskunft über die Eisenspeicher im Körper. Je mehr Eisen im Körper mithilfe von Ferritin gespeichert ist, desto höher ist die Ferritinkonzentration im Blut. Der Ferritinwert ist über den Normwert hinaus erhöht bei Hämochromatose sowie bei Eisenverteilungs- und Eisenverwertungsstörungen. Ein akuter Anstieg des Ferritinwertes tritt bei Entzündungen und Tumoren auf. Der Ferritinwert ist erniedrigt bei Eisenmangel, Transferrin-Mangel, bei einer Eisenresorptionsstörung (z.B. Sprue) sowie bei erhöhtem Eisenbedarf, wie er während einer Schwangerschaft oder bedingt durch das Wachstum in Kindheit und Jugend vorliegt.

Normwerte: Frauen 16 bis 64 Jahre 22–112 µg/l, 65 bis 90 Jahre 13–651 µg/l; Männer 16 bis 64 Jahre 34–310 µg/l, 65 bis 87 Jahre 4–665 µg/l

Gamma-Glutamyl-Transpeptidase (GGT)

Die Gamma-Glutamyl-Transpeptidase ist ein wichtiges Enzym im Eiweißstoffwechsel. Es befindet sich in vielen Organen und Geweben. Die GGT, die man im Blut messen kann, stammt aber praktisch nur aus der Leber. Bei einer Reihe von Leber- und Gallenwegserkrankungen reagiert das Enzym äußerst empfindlich: Liegt ein Gallerückstau vor, zum Beispiel wenn Gallensteine vorhanden sind, kann es über einen längeren Zeitraum zu deutlich erhöhten Werten im Blut kommen. Dasselbe gilt auch für eine akute und chronische Virushepatitis sowie für die Fettleber. Bei chronisch erhöhtem Alkoholkonsum sind die Gamma-GT-Werte ebenfalls erhöht. Allerdings ist der einfache Rückschluss von erhöhten Werten auf hohen Alkoholkonsum in vielen Fällen nicht zutreffend. Auch eine Schädigung der Leber durch Gifte oder bei der Einnahme bestimmter Medikamente kann eine GGT-Erhöhung zur Folge haben.

Normwerte: (geschlechts- und methodenabhängig): Männer < 66 U/l bei 37 °C, Frauen < 39 U/l bei 37 °C

Glutamat-Oxalazetat-Transaminase (GOT)

Die GOT (auch ASAT für Aspartat-Amino-Transferase) ist nicht so leberspezifisch wie die GPT, da sie auch in der Skelettmuskulatur und im Herzmuskel vorkommt. Deshalb kann der GOT-Wert beispielsweise auch nach einem akuten Herzinfarkt, bei einer Herzmuskelentzündung oder bei Muskelerkrankungen erhöht sein und offenbar auch nach einer Narkose. Auf die Leber bezogen kann ein erhöhter Wert ein Hinweis auf eine akute oder chronische Lebererkrankung, einen Leberschaden durch Gifte,

Leberzirrhose, Gallenstau und Entzündungen der Gallengänge, Lebertumoren und -metastasen, Gallenstauung, akute Stauungsleber infolge einer Herzinsuffizienz oder Lungenembolie sein.

Normwerte: Männer: 10–50 U/l bei 37 °C, Frauen 10–35 U/l bei 37 °C

Glutamat-Pyruvat-Transaminase (GPT)

GPT (auch ALAT für Alanin-Amino-Transferase) ist ein wichtiger leberspezifischer Wert, um Lebererkrankungen zu erkennen und ihren Verlauf zu beobachten. Ein erhöhter Wert kann ein Hinweis auf eine akute oder chronische Lebererkrankung, einen Leberschaden durch Alkohol oder Medikamente, auf Leberzirrhose, Lebertumoren und -metastasen sowie eine Gallenstauung, vor allem durch akuten Gallengangverschluss, sein. Je höher die GPT, desto ausgeprägter ist die entzündliche Leberschädigung. Erhöhte GPT-Werte treten aber auch infolge einer Mitreaktion der Leber bei Rheuma auf, außerdem bei Erkrankungen von Lunge, Niere oder Bauchorganen sowie bei einer Blutvergiftung und manchmal auch nach einer Narkose.

Normwerte: Frauen 10–35 U/l, Männer 10–50 U/l

Kupfer

Kupfer ist im Blut zu 90 Prozent an das Transporteiweiß Coeruloplasmin gebunden. Ein erhöhter Kupferwert im Serum kann unter anderem ein Hinweis auf Leberschäden, Leberkrebs, entzündliche Darmerkrankungen sowie akute und chronische Infektionen sein. Findet sich zu viel Kupfer im Urin, deutet dies auf Morbus Wilson (vermehrte Kupferausscheidung im Urin noch steigerbar durch Gabe von Penicillamin) hin. Doch auch ein erniedrigter Kupferwert im Serum kann bei Morbus Wilson auftreten.

Normwerte (Blutserum): erwachsene Frauen 74–122 µg/dl, erwachsene Männer 79–131 µg/dl

Normwerte (Urin): Erwachsene 10–60 µg/24 h bzw. 0,16–0,94 µmol/24 h

Transferrin/Transferrinsättigung

Das Eiweiß Transferrin dient als Vehikel für den Transport von Eisen im Blut zu den Geweben. Die Transferrinsättigung gibt an, wie viele der Transferrinmoleküle mit Eisen beladen sind. Mit den Werten für Transferrin, Eisen und Ferritin kann ein Eisenmangel oder Eisenüberschuss festgestellt werden: Liegt ein Eisenmangel vor, dann bildet die Leber viel Transferrin. Die Transferrinsättigung wird dagegen niedrig sein, weil die Eisenmenge zu gering ist. Bei einem Eisenüberschuss ist Transferrin vermindert und die Transferrinsättigung erhöht. Das ist ein Hinweis auf Hämochromatose.

Normwerte: Transferrin 2,0–3,6 g/l, Transferrinsättigung 16–45 Prozent

DANKSAGUNG

Das Entstehen eines Buches ist ein längerer Prozess, bei dem zwar die Autorin oder der Autor eine große Rolle spielt, aber letztendlich nicht alleine. Allzu oft werden jene, die im Hintergrund agieren, vergessen. Deshalb möchte ich all den Menschen, die an diesem Prozess beteiligt waren, danken.

Besonders hervorheben möchte ich die Ärzte und Wissenschaftler, die trotz ihrer knappen Zeit mit ihrer fachlichen Kompetenz und vielen Gesprächen zum Entstehen dieses Buches beigetragen haben. Des Weiteren danke ich dem Leberspezialisten und Vorstandsvorsitzenden der Deutschen Leberstiftung Herrn Prof. Dr. med. Michael Manns für sein Vorwort, Claudia Bitz für das sorgfältige Lektorat des Buches, Annette Baldszuhn für ihr engagiertes Durchforsten des umfangreichen Manuskriptes und meiner Familie für Ihre große Geduld.

ERGÄNZENDE LITERATUR

Viele gesunde Rezepte, die die Lebergesundheit unterstützen, finden Sie in folgenden Büchern:

Cabot, Sandra: *Das Leberreinigungsprogramm: So verbessern Sie Ihre Leberwerte und entgiften Ihren Körper - mit Acht-Wochen-Plan und zahlreichen Rezepten*, München 1999

Casparek, Petra: *Fit sein & genießen. Die überzeugende Fitnessküche*, München 2000

Casparek, Petra: *Fit sein & genießen. Lust auf Gemüse*, München 2000

Cornelius, Peter: *Fit sein & genießen. Die vitaminreiche Küche*, München 2000

Donhauser, Rose Marie: *Fit sein & genießen. Vorspeisen aus aller Welt*, München 2000

Jakob, Hanna: *Fit sein & genießen. Pasta, Reis & Company*, München 2000

Jakob, Hanna: *Fit sein & genießen. Salate und Dips*, München 2000

Müller-Nothmann, Sven-David/Weißenberger, Christiane: *Köstlich essen für Leber und Galle: Was schmeckt und richtig gut bekommt. Vom Snack bis zum Festtagsmenü. Mit 102 abwechslungsreichen Rezepten*, Stuttgart 2006

Paulmann, Veronika: *Fit sein & genießen. Köstliche Naturküche*, München 2000

GLOSSAR

Adipokine: Substanzen, die in Fettzellen (Adipozyten) gebildet werden und zum Beispiel an Entzündungen beteiligt sind und/oder die Wirkung von Insulin vermindern

Adiponektin: Hormon des Fettgewebes

Adipozyten: Fettzellen

AGE (Advanced Glycation Endproducts): Sie entstehen durch die Reaktion von Aminosäuren und Zucker sowohl bei der Lebensmittelverarbeitung als auch im Körper durch die Reaktion des Blutzuckers mit Serumproteinen. Erhöhte Blutzuckerwerte bedeuten auch eine vermehrte AGE-Bildung. Nach derzeitigem Kenntnisstand sind AGE gefäßschädigend.

Aldosteron: Hormon, das in der Nebennierenrinde produziert wird. Es ist an der Regelung des Natrium- und Kalium-Haushalts beteiligt. Wenn im Körper zu wenig Flüssigkeit vorhanden ist, wird in der Nebennierenrinde vermehrt Aldosteron gebildet.

Alkoholdehydrogenase: Enzym, das in der Leber sowie im Magen vorkommt und zum Abbau von Alkohol dient

Alkoholische Steatohepatitis (ASH): Alkoholbedingte Fettleberentzündung

Alkoholische Steatose: Alkoholbedingte Fettleber

Antigene: Stoffe, die sich an Antikörper und bestimmte Lymphozyten (B-Zell- und T-Zell-Rezeptoren) spezifisch binden können. Antigene können eine Immunantwort auslösen.

Antikörper: Sie werden von speziellen weißen Blutzellen (B-Zellen) produziert und sind Teil des Immunsystems. Antikörper erkennen bestimmte »körperfremde« Strukturen (Antigene) auf der Oberfläche von Zellen und docken daran an. Dadurch sind diese Zellen markiert und für die

»Killerzellen« des Immunsystems erkennbar. Antikörper können aber auch gezielt Rezeptoren auf der Oberfläche von Zellen besetzen und damit die Weitergabe von Signalen innerhalb der Zelle unterbrechen.

Antimitochondriale Antikörper (AMA): Autoantikörper (Antikörper, die sich gegen den eigenen Körper richten) gegen Mitochondrien (energieproduzierende Bestandteile der Zellen)

Antinukleäre Antikörper (ANA): Autoantikörper (Antikörper, die sich gegen den eigenen Körper richten) gegen den Zellkern einer Zelle

ASH: Abkürzung für Alkoholische Steatohepatitis, d. h. alkoholbedingte Fettleberentzündung

Aszites: Bezeichnung für Bauchwassersucht, eine krankhafte Flüssigkeitsansammlung in der freien Bauchhöhle

Atherosklerose (auch Arteriosklerose, Arterienverkalkung): Entzündliche Erkrankung der Arterien, die zu Ablagerungen von Blutfetten (Plaques) an der Gefäßwand führt. Die Plaques verengen den Gefäßdurchmesser zunehmend, sodass das Blut nicht mehr ungehindert fließen kann.

Ayurvedische Medizin: Traditionelle indische Heilkunst (übersetzt bedeutet Ayurveda »Wissenschaft vom Leben«), die sich auf die körperlichen, seelischen und geistigen Aspekte von Gesundheit und Krankheit konzentriert. Ein wichtiger Bestandteil von Ayurveda ist eine spezielle Ernährungslehre.

Bauchwasser (Aszites): Komplikation einer fortgeschrittenen Leberzirrhose; in der freien Bauchhöhle zwischen den Organen kommt es zur Ansammlung von Flüssigkeit.

Bilirubin: Abbauprodukt des roten Blutfarbstoffs. Beim gesunden Menschen wird Bilirubin in der Leber abgebaut. Anschließend wird der größte Teil über die Galle in den Darm abgegeben und ausgeschieden.

Body-Mass-Index (BMI): Der BMI berechnet sich aus dem Körpergewicht in Kilogramm dividiert durch das Quadrat der Körpergröße in Meter. Der »wünschenswerte« BMI hängt vom Lebensalter ab: Bei Frauen liegt dieser Wert zwischen 19 und 24, bei Männern zwischen 20 und 25.

Brachytherapie: Eine Form der Strahlentherapie, bei der eine Strahlenquelle innerhalb oder in unmittelbarer Nähe des zu bestrahlenden Gebietes im Körper des Patienten platziert wird.

Ceramide: Verbindungen aus einem Sphingosinmolekül (ein Aminoalkohol) und einem Fettsäuremolekül, die zu den Lipiden gehören

Chemoembolisation: Die genaue Bezeichnung lautet Transarterielle Chemoembolisation. Ein minimalinvasives Verfahren zur Behandlung von inoperablem Leberkrebs. Es stellt eine Kombination aus der Verabreichung mehrerer Medikamente (z. B. Chemotherapeutika) mit gleichzeitiger gezielter Verstopfung von Arterien mittels kleiner Teilchen dar.

Cholangitis: Entzündung der Gallengänge innerhalb und/oder außerhalb der Leber

Cholezystektomie: Chirurgische Gallenblasenentfernung

Cholesterin: Gehört chemisch gesehen zu den sogenannten polyzyklischen Alkoholen und ist ein lebenswichtiges Lipid. Als Bestandteil der Plasmamembran erhöht es die Membranstabilität. Gemeinsam mit Proteinen in der Zellmembran ist es an der Signalweiterleitung ins Zellinnere oder aus der Zelle heraus beteiligt. Cholesterin ist die Vorstufe der Gallensäuren und von Steroidhormonen wie zum Beispiel Cortisol.

Computertomografie (CT): Schnittbildgebendes Verfahren, bei dem dreidimensionale Bilder vom menschlichen Körper gewonnen werden

Cortisol: Steroidhormon, das in der Nebennierenrinde gebildet wird und ein sogenanntes Stresshormon ist. Es entsteht aus Cholesterin und hat wichtige Effekte im Kohlenhydrathaushalt, beim Fettstoffwechsel und Proteinumsatz.

C-reaktives Protein (CRP): Protein, das in der Leber gebildet wird. Bei Entzündungen steigt der Wert im Blut an. Das C-reaktive-Protein ist auch Teil des Immunsystems. Es gilt als Risikofaktor für Atherosklerose.

Cynarin: Bitterstoff, Inhaltsstoff der Artischocke; regt den Gallenfluss an, unterstützt die Fettverdauung, schützt die Magenschleimhaut

Diabetische Nephropathie: Entsteht nach jahrelanger Zuckerkrankheit oft infolge schlecht eingestellter Blutzuckerwerte. Es bilden sich Ablagerungen in den großen Nierengefäßen. Der Blutfluss ist gestört, die kleinen Nierengefäße werden ebenfalls geschädigt.

Endothelzellen: Spezialisierte, flache Zellen, die die Innenseite der Blutgefäße auskleiden

Enzephalopathie: Funktionsstörung des Gehirns. Bei der hepatischen Enzephalopathie ist die Ursache eine unzureichende Entgiftungsfunktion der Leber.

Ergometer: Sportgerät zur Analyse der Ausdauer und zur Überprüfung verschiedener Gesundheitsparameter, zum Beispiel bei einem Belastungs-EKG

Erythrozyten: Rote Blutkörperchen

Erythrozyten-Apherese: Abtrennung von Erythrozyten aus dem Blut und Re-Infusion von Leukozyten und Thrombozyten

Fatburning: Fettverbrennung

Fibrose: Krankhafte Vermehrung des Bindegewebes von Organen, dessen Hauptbestandteil Kollagenfasern sind. Führt zur Organverhärtung; es entstehen narbige Veränderungen, die im fortgeschrittenen Stadium die jeweilige Organfunktion merklich beeinträchtigen können.

Fresszellen (Makrophagen): Die Hauptzellen des sogenannten angeborenen Immunsystems, das im Gegensatz zum erworbenen Immunsystem von Geburt an vorhanden ist

Glitazone: Zur oralen Behandlung von Typ-2-Diabetes eingesetzte Medikamente. Sie steigern die Glukoseaufnahme in die Zellen, verbessern also die physiologische Funktion des Insulins und verringern die Insulinresistenz. Als zusätzlicher Effekt dieser Wirkstoffgruppe sinkt der Blutfettspiegel.

Glykogen: Speicherform von Kohlenhydraten. In den Leber- und Muskelzellen wird bei einem Überangebot an Glukose Glykogen aufgebaut. Ist der Energiebedarf erhöht, greifen die Muskelzellen auf ihre Glykogenspeicher zurück. Glykogen, das in der Leber gespeichert wird, wird ebenfalls wieder zu Glukose und dem gesamten Organismus über das Blut zur Verfügung gestellt.

Hämochromatose: Genetisch bedingte und unbehandelt tödlich verlaufende Eisenspeicherkrankheit, bei der der Körper überschüssiges Eisen nicht mehr ausscheiden kann und deshalb in Organe, wie z. B. die Leber, einlagert

HCC: Abkürzung für hepatozelluläres Karzinom, d. h. Leberkrebs, der häufig die Folge einer Leberzirrhose ist

HDL-Cholesterin: Die Abkürzung HDL steht für High Density Lipoprotein, Eiweißkörper, die Cholesterin von den Körperzellen zur Leber transportieren. Ein hoher HDL-Wert gilt als Schutz vor Arteriosklerose.

Hepatische Sternzellen: Zellen des Lebergewebes, die z. B. Vitamin A speichern

Hepatitis: Leberentzündung

Hepatozyten: Leberzellen

HLA (Human Leucocyt Antigen): Eine im Zusammenhang mit Transplantationen wichtige Größe. Je ähnlicher sich die HLA-Merkmale von Spender und Empfänger sind, desto geringer ist die Gefahr von Abstoßungsreaktionen. Identische HLA-Merkmale finden sich nur bei eineiigen Zwillingen.

Hormonersatztherapie: Künstlicher Ausgleich des in den Wechseljahren entstehenden Hormonmangels

Hypercholesterinämie: Zu hoher Cholesterinspiegel im Blut. Bei familiärer Hypercholesterinämie handelt es sich um eine erblich bedingte Störung des Fettstoffwechsels.

Hypertension: Bluthochdruck

Immunglobulin M: Antikörpermolekül, das Bindungsstellen für Antigene besitzt

Immunsuppressiva: Medikamente, die die Funktion des Immunsystems unterdrücken (Immunsuppression)

Insulinresistenz: Vermindertes Ansprechen der Körperzellen auf das Hormon Insulin

Interferon-alpha: Protein, das eine immunstimulierende, antivirale und antitumorale Wirkung hat. Dieses körpereigene Gewebshormon wird vor allem von Leukozyten, Monozyten und Fibroblasten gebildet. Als künstlich hergestelltes Medikament wird es zur Therapie der chronischen Hepatitis B und der akuten und chronischen Hepatitis C eingesetzt.

Interleukine: Körpereigene Botenstoffe der Zellen des Immunsystems, die die Kommunikation zwischen Leukozyten, aber auch zwischen anderen an der Immunreaktion beteiligten Zellen, wie zum Beispiel Fresszellen, vermitteln. Es gibt verschiedene Interleukine, die unterschiedliche Effekte haben. Sie können, was Wachstum, Reifung und Teilung der Zellen anbelangt, anregend oder hemmend wirken.

Kernspintomografie: Auch als Magnetresonanztomografie (MRT) bezeichnet

Kollagen: Strukturprotein des Bindegewebes

Kreatinin: Harnpflichtiges Stoffwechselprodukt, das über den Urin ausgeschieden wird. Ein erhöhter Kreatininwert ist ein Hinweis auf eine eingeschränkte Nierenfunktion beziehungsweise auf Nierenversagen

Kupffer-Sternzellen: Sternförmige Makrophagen, d. h. Fresszellen, der Leber

Laktatstufentest: Die Messung der Milchsäurekonzentration im Blut während eines Fahrradergometertests erlaubt Rückschlüsse auf den Trainingsgrad beziehungsweise auf das aktuelle Leistungsvermögen.

Laktulose: Zweifachzucker, der aus Fruchtzucker und Galaktose besteht. Er kann von Enzymen des Magen-Darm-Trakts nicht gespalten werden und gelangt deshalb unverdaut in den Dickdarm. Dort wird er von der Darmflora abgebaut.

LDL-Cholesterin: Die Abkürzung LDL steht für Low Densitiy Lipoprotein, Eiweißkörper, die Cholesterin zu Körperzellen transportieren, die hierfür Rezeptoren besitzen. Ein hoher LDL-Wert gilt als Risikofaktor für Herz-Kreislauf-Erkrankungen.

Leber-Blutwäsche: Entgiftung der Leber durch eine Blutwäsche (Dialyse). Das Ziel dieser Therapie ist es, die Funktion der Leber so lange zu stabilisieren, bis sich das Organ regeneriert hat.

Leberpforte: Stelle an der Unterseite der Leber, an der Blutgefäße, Gallengänge, Lymphgefäße und Nervenfasern in die Leber eintreten beziehungsweise das Organ verlassen

Leberzirrhose: Irreversibles Endstadium chronischer Lebererkrankungen, wenn narbige Bindegewebsareale mehr als 50 Prozent des gesamten Gewebes der Leber einnehmen

Leptin: Aus dem Fettgewebe stammendes Hormon, das an der Steuerung von Hunger- und Sättigungsgefühl beteiligt ist

Lignane: Pflanzliche Stoffe, die zu den Phytoöstrogenen (mit östrogenähnlichen Effekten) gehören und auch als Antioxidantien wirken

Lipoproteine: Verbindung aus Lipiden (Fette) und Proteinen (Eiweiße)

Lymphozyten: Weiße Blutkörperchen, die eine wichtige Rolle bei der Abwehr von Krankheitserregern spielen

Magnetresonanz-Cholangio-Pankreatografie (MRCP): Radiologisches Diagnoseverfahren (mit Kernspintomografie) bei Erkrankungen der Gallenwege und des Gallengangsystems der Bauchspeicheldrüse, das den Nachweis von Engstellen und Steinen in den Gallengängen ermöglicht

Magnetresonanzspektroskopie: Diagnoseverfahren, das biochemische Eigenschaften von Gewebe darstellen kann, zum Beispiel von Fett in der Leber

Makrophagen: Fresszellen, die zu den weißen Blutkörperchen gehören. Sie sind die »Polizei« in Gewebe und Lymphflüssigkeit.

Metabolisches Syndrom: Bezeichnung für die Kombination aus bauchbetontem Übergewicht, erhöhten Blutfettwerten, Bluthochdruck und erhöhten Blutzuckerwerten

Mikrosomales ethanoloxidierendes System (MEOS): Die Leber nutzt dieses Enzymsystem, wenn dem Organismus große Mengen Alkohol zugeführt werden. Dabei wird verstärkt Sauerstoff aus den Leberzellen verbraucht, es kommt zu Sauerstoffmangel im Lebergewebe, und das giftige Stoffwechselprodukt Acetaldehyd entsteht, das zu Zellschäden in der Leber führt. Da MEOS auch bewirkt, dass das Nahrungsfett nicht mehr richtig abgebaut wird, kann als Folge eine Fettleber entstehen.

Mitochondrien: Die »Energiefabriken« in den Zellen, die Fett verbrennen

Monozyten: Zelluläre Bestandteile des menschlichen Blutes, die zu den Leukozyten gehören. Wenn sie das Blut verlassen, werden daraus Makrophagen, die Fresszellen des Immunsystems.

MRCP: Abkürzung für Magnetresonanz-Cholangio-Pankreatikografie, ein nichtinvasives Verfahren zur Darstellung des Gallengangsystems (z. B. bei Verdacht auf Gallensteine oder Gallenwegtumore) und der Hauptausführungsgänge der Bauchspeicheldrüse mittels Magnetresonanztomografie

MRT: Abkürzung für Magnetresonanztomografie, die auch als Kernspintomografie bezeichnet wird. MRT ist ein bildgebendes Verfahren, das innere Organe und Gewebe mittels Magnetfeldern und Radiowellen darstellt.

Nanopartikel: Winzige Teilchen mit einer Größe zwischen 1 bis 100 Nanometer (1 Nanometer = 0,000 000 001 Meter)

NASH: Nicht-alkoholische Steatohepatitis bzw. nicht-alkoholische Fettleberhepatitis

Nephropathie: Bezeichnung für vor allem nichtentzündliche Erkrankungen der Niere mit verminderter Nierenfunktion

Nicht-alkoholische Steatohepatitis (NASH): Fettleberhepatitis, zum Beispiel infolge falscher Ernährung und von starkem Übergewicht und Typ-2-Diabetes

Nukleosid- und Nukleotidanaloga: Medikamente, die die Übersetzung der genetischen Virusinformation von RNA (= Ribonukleinsäure) in DNA (= Desoxyribonukleinsäure) hemmen. Dadurch verhindern sie, dass das Viruserbmaterial in das Erbmaterial der Zelle eingebaut wird.

Oberflächenantigene: Strukturen, die auf der Oberfläche von Zellen und Mikroorganismen auftreten und vom Immunsystem erkannt werden können

Ornithin-Aspartat: Molekül, das eine umfassende Entgiftung von Ammoniak bewirkt

Pegyliertes Interferon: Es kommt bei der Behandlung von Hepatitis zum Einsatz und hat die besondere Eigenschaft, dass der Wirkstoff langsamer aus der Bindung mit Polyethylenglykol (PEG; daher pegyliert) freigesetzt wird (Depotwirkung).

Pfortader: Vene, die das sauerstoffarme und nährstoffreiche Blut aus den Bauchorganen wie z. B. Dick- und Dünndarm sammelt und der Leber zuführt. Die Pfortader tritt an der Leberpforte gemeinsam mit der Leberarterie in die Leber ein.

Polyphenole: Sekundäre Pflanzenstoffe, die als bioaktive Substanzen wie Farbstoffe, Geschmacksstoffe und Tannine vorkommen. Sie wirken teilweise entzündungshemmend und krebsvorbeugend.

Prostaglandine: Gruppe von Gewebshormonen, die zum Beispiel Entzündungen oder Fieber auslösen. Es gibt aber auch Prostaglandine, die Entzündungen stark hemmen und die Blutgerinnung verringern.

Proteasen(-hemmer): Sie beeinflussen die enzymatische Aktivität der Virus-Protease, eines Enzyms, das seinerseits ein Virusprotein funktionsfähig macht. Ist die Protease durch die Proteasehemmer blockiert, wird das Virus quasi »entschärft« und die Leberzelle kann es beseitigen.

Psychopharmaka: Auf die menschliche Psyche wirkende Medikamente

Radiofrequenzablation: Örtliches Therapieverfahren zur Behandlung von bösartigen Tumoren der Leber. Unter Ultraschallkontrolle wird eine Sonde in den Tumor eingebracht und der Tumor durch Hitze (hochfrequenter Wechselstrom) zerstört.

Resistenz: Unempfindlichkeit zum Beispiel von Viren gegenüber antiviralen Medikamenten oder von Bakterien gegen Antibiotika

Responder: Personen, die auf eine Therapie ansprechen

Silymarin: Inhaltsstoff der Mariendistel; stabilisiert die Membran von Leberzellen, hemmt die Wirkung von für die Leber giftigen Stoffen

SIRT: Abkürzung für Selective Internal Radiation Therapy, eine lokale Tumorbestrahlung bei Leberkrebs

Steatose: Fettleber

Steroidhormone: Dazu zählen die Sexualhormone der Keimdrüsen und in der Nebennierenrinde produzierte Hormone

Stickstoffmonoxyd (NO): Bewirkt eine Erweiterung der Blutgefäße; wichtig bei der Bekämpfung von Infektionen und bei der Steuerung des Nervensystems

Taraxacin: Inhaltsstoff des Löwenzahns

TACE: Abkürzung für Transarterielle Chemoembolisation zur Behandlung von HCC. Unter Röntgenkontrolle wird ein Zellgift über einen in die Leberarterie eingeführten Katheter direkt an den jeweiligen Krebsherd in der Leber gespritzt. Danach wird das Blutgefäß, das den Herd versorgt, mittels kleiner Kügelchen verschlossen, um die weitere Versorgung des Krebsherdes zu unterbinden.

TNF-alpha: Abkürzung für Tumornekrosefaktor-alpha

TIPS: Abkürzung für Transjuguläre intrahepatischer portosystemischer (Stent-)Shunt. TIPS schafft eine Verbindung zwischen der Pfortader und der Lebervene durch die Leber hindurch und dient zur Behandlung des Pfortaderhochdrucks.

Transaminasen: Enzyme, die am Zellstoffwechsel beteiligt sind und den Abbau und Umbau von Eiweißbausteinen beeinflussen. Sie sind besonders reichlich in den Leberzellen enthalten, finden sich aber auch im Herzmuskel, in der Skelettmuskulatur, in der Niere, im Gehirn sowie in der Lunge.

Transferrin: Eiweiß, das als Vehikel für den Eisentransport im Blut zu den Geweben dient

Transfettsäuren: Fettsäuren, die besonders in industriell produzierter Nahrung enthalten sind und durch die Härtung von Pflanzenölen entstehen. Sie erhöhen den Gehalt an LDL-Cholesterin im Blut und begünstigen unter anderem Herzgefäß-Erkrankungen.

Triglyzeride: Gruppe der Nahrungsfette; bestehen jeweils aus einem Glyzerinmolekül und drei damit verknüpften Fettsäuren. Das mit der Nahrung aufgenommene Fett besteht zu 90 Prozent aus Triglyzeriden. Sie liefern mehr als doppelt so viel Energie pro Gramm wie Kohlenhydrate und Proteine und werden im Fettgewebe gespeichert, wo sie als Energiereserve dienen. Im Darm werden die Triglyzeride aus der Nahrung gespalten und einzeln als Fettsäuren und Glyzerin aufgenommen. In den Darmzellen werden daraus wieder Triglyzeride. Sie gelangen über die Blutbahn in die Leber, wo sie gespeichert werden. Die Leber kann Triglyzeride aber auch selbst herstellen (aus Glukose oder freien Fettsäuren).

Tumornekrosefaktor-alpha: Ein für die Abwehrreaktion des Körpers wichtiger Stoff, der von bestimmten Immunzellen als Reaktion auf Fremdstoffe oder Krankheitserreger gebildet wird. TNF-alpha verursacht durch Veränderung der Gefäßwanddurchlässigkeit die typischen Entzündungsmerkmale wie Schwellungen und Rötungen.

Virus-Genotyp: Individueller Satz von Genen, den ein Organismus im Zellkern in sich trägt; repräsentiert die genetische Ausstattung eines Virus

Wasserstoffperoxid: Flüssigverbindung aus Wasserstoff und Sauerstoff, ein sehr starkes Oxidationsmittel

Xanthelasmen: Gelbe oder rote, scharf begrenzte Einlagerungen von Fett oder fettartige Substanzen (Cholesterin) in die Haut

NÜTZLICHE ADRESSEN

Deutsche Gesellschaft für Ernährung e. V. (DGE)
Godesberger Allee 18
53175 Bonn
Tel.: 0228/3776600
Fax: 0228/3776800
webmaster@dge.de
www.dge.de

Deutsche Leberhilfe e. V.
Luxemburger Str. 150
50937 Köln
Postfach 420203
50846 Köln
Tel.: 0221/2829980
Fax: 0221/2829981
info@leberhilfe.org
www.leberhilfe.org

Deutsches Hepatitis C Forum e. V.
Postfach 1331
49783 Lingen
Tel.: 0591/8079579
Fax: 0591/8079578
beratung@hepatitis-c.de
www.hepatitis-c.de

Selbsthilfegruppe Lebertransplantierter Deutschland e. V.
Maiblumenstr. 12
74626 Bretzfeld
Tel.: 07946/940187
Fax: 07946/940186
jutta.riemer@gmx.net
www.lebertransplantation.de

Leber-Liga zur Förderung und Unterstützung
chronisch Lebererkrankter e. V.
Bertha-von-Suttner-Str. 30
40595 Düsseldorf
Tel.: 0211/706426
www.leber-liga.de

Gastro-Liga
Friedrich-List-Str. 133
5398 Gießen
Tel.: 0641/7481-0
Fax: 0641/97481-18
geschaeftsstelle@gastroliga.de
www.gastro-liga.de

Porphyrie-Selbsthilfe
(systemische Krankheiten
des Leber-, Hämstoffwechsels)
Koburger Weg 9
48159 Münster
Tel.: 0251/276854
Fax: 01212/520685765
Porphyrie@web.de

Deutsche Leberstiftung
Tel.: 0511/5326819
www.deutsche-leberstiftung.de
info@deutsche-leberstiftung.de

Deutsche Stiftung Organtransplantation (DSO)
Deutschherrnufer 52
60594 Frankfurt am Main
Tel.: 069/6773280
http://www.dso.de
presse@dso.de

Stiftung Eurotransplant
Plesmanlaan 100
NL-23 Leiden
http://www.eurotransplant.nl

Deutsche Transplantationsgesellschaft (DTG)
Franz-Josef-Strauß-Allee 11
93053 Regensburg
Tel.: 0941/9447301
http://www.d-t-g-online.de
dtg-sekretariat@klinik.uni-regensburg.de

REGISTER

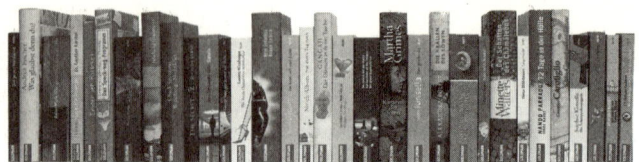
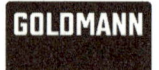